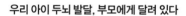

우리 아이 두뇌 발달, 부모에게 달려 있다

핵심만 읽는
전나무숲
건강이야기

07

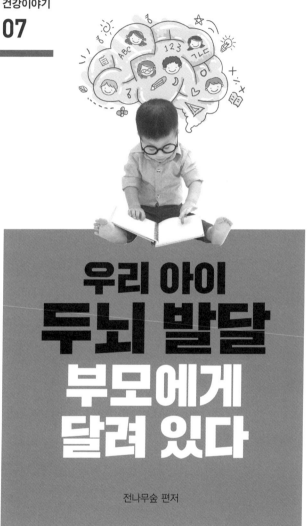

우리 아이
두뇌 발달
부모에게
달려 있다

전나무숲 편저

전나무숲

자녀의 균형 잡힌 두뇌 발달은 부모의 노력에 달려 있다

모든 부모는 자녀들이 건강하고 똑똑하게 자라길 바란다. 그리고 그 바람만큼 자녀에게 많은 시간과 공을 들인다. 건강에 좋다는 음식을 영양을 따져가며 골라 먹이고, 일찍부터 다양한 체험의 기회를 만들어주며, 실력 있다는 학원을 찾아 보내며 학습 능력을 높여주려고 시도한다. 하지만 이러한 노력이 단지 자녀가 어려서부터 외국어를 유창하게 구사하고, 어떤 수학 문제든 척척 풀고, 보고 들은 것은 모조리 기억하길 바라는 마음에서 비롯된 것만은 아닐 것이다.

대부분의 부모들은 내 아이가 '현명하고 지혜로운 똑똑함'을 지닌 어른, 성격 좋고 활달하고 스스로의 삶을 행복하게 만들어나갈 줄 아는 어른으로 성장하기를 바란다. 그래서 그 어떤 수고로움도 마다하지 않는 것이다.

그렇다면 내 아이를 현명하고 지혜롭고 똑똑하게 키우기 위해 부모는 어떤 노력을 해야 할까?

가장 중요한 것은 두뇌의 '고른' 발달이다.

'두뇌 발달' 하면 지능이 높고 두뇌 회전이 빠른 것을 떠올리면서 다양한 경험과 교육을 시키면 가능하다고 여긴다. 그래서 정작 두뇌 발달이 무엇을 의미하는지는 모른 채 조기 교육과 대형 학원으로 자녀를 내모는 부모들이 많다. 물론 이러한 방법으로 두뇌가 발달할 수는 있다. 하지만 단편적이고 편향된 교육은 두뇌 발달에 오히려 방해가 된다.

아이들의 두뇌는 생각보다 복잡하고 단계적이며 포괄적으로 발달한다. 따라서 내 아이가 '현명하고 지혜로운 똑똑함'을 지닌 어른으로 성장하길 원한다면 최소한 두뇌 발달이 무엇을 말하는지는 알아야 한다.

간단히 말해서 우리의 두뇌는 5가지 기능(운동 기능, 감각 및 정보 처리 기능, 언어 기능, 학습과 기억 기능, 항상성 유지 및 호르몬 조절 기능)과 6가지 학습 능력(기억력, 집중력, 어휘력, 창의력, 사고력, 수리력)이 있다. 이 기능과 능력들이 고루 발휘되어야 비로소 '균형 잡힌 두뇌 발달이 이루어졌다'고 할 수 있다.

자녀의 두뇌를 발달시키고자 한다면 다음의 3가지 노력을 기억해야 한다. ①정서적 안정감 ②학습에 대한 기대감과 즐거움 ③두뇌의 개인차에 대한 인정이다. 이 세상에는 수많은 교육법과 학습법이 존재하지만 아이들의 두뇌 발달을 결정짓는 것은 이 3가지 노력이라고 해도 과언이 아니다.

'①정서적 안정감'은 감정에 직접 관여하는 요소로 효과적인 학습 능력을 수행하는 데 필수적이다. 최근 두뇌에 대한 과학적 연구 결과에서 '감정이 두뇌의 회로를 재구성한다'고 밝혀졌는데, 이는 감정 상태에 따라 두뇌의 활용과 기능이 완전히 달라질 수 있다는 뜻이다. 즉 정서가 불안정한 아이일수록 두뇌 회로가 정상에서 벗어나 있기 때문에 학습 능력이 떨어질 수 있다. 또한 과도한 스트레스를 받거나 감정을 조절할 수 없는 상태에서는 자기 조절 능력을 잃고 집중력이나 문제 해결 능력, 타인에게 도움을 주거나 요청하는 능력도 현저히 저하된다.

'②학습에 대한 기대감과 즐거움'은 학습 태도를 결정짓는 매우 중요한 요소다. 기대감은 자신이 특정한 문제를 접했을 때 해결해낼 수 있다는 감정으로, 인간의 동기 유발 요인 중에서 가장 강력하다. 기대감은 새로운 경험에 과감하게 도전

할 수 있는 용기를 주고, 학습 과정에서 즐거움을 통해 동기를 유발하면서 두뇌 발달을 이끈다. 조기교육이 득보다 실이 많은 것은 아직 학습에 대한 기대감이 없는 아이들의 두뇌에 이해도 안 되고 즐겁지도 않은 내용을 강압적으로 주입해 스트레스를 일으키기 때문이다.

'③두뇌의 개인차에 대한 인정'은 두뇌의 활동 영역이나 활동 방식이 사람마다 다르다는 점을 인정하고 내 아이의 개성을 존중하는 노력이다. 모든 인간은 동일한 감각 체계와 정서 체계를 가지고 있지만 두뇌의 크기와 구조는 개인마다 차이가 있다. 예를 들면 외적 혹은 내적 경험으로 사물이나 대상을 인지하는 방식, 그것을 배워나가는 학습 형태나 이해도가 차이가 난다.

이 3가지 노력에 영양, 운동, 수면까지 신경을 써준다면 내 아이의 두뇌 발달은 걱정하지 않아도 된다.

특출하게 명석한 아이로 태어났다 하더라도 부모가 올바르게 이끌어주지 못하면 평범한 아이로 자란다. 반대로 평범한 아이가 똑똑하게 자라는 것도 부모의 노력에 달려 있음을 잊지 말자.

_ 전나무숲 편집부

PART 1

똑똑한 아이로 키우는 육아 환경 갖추기

PART 2

두뇌 발달을 돕는 브레인 푸드 챙기기

PART 3

두뇌의 구조를 개선하는 신체 활동 돕기

PART 4

밤잠 자는 시간 충분히 활용하기

PART 1

똑똑한 아이로
키우는
육아 환경 갖추기

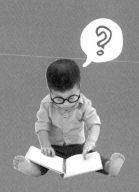

두뇌 발달은 신체적·지적·정서적인 발달에 총체적으로 관여함으로써 삶의 질을 높이거나 낮추는 역할을 한다. 균형 잡힌 두뇌 발달은 인성과 감성, 대인관계에도 영향을 미쳐서 아이의 '평생 삶의 질'을 결정한다. 바로 이러한 점 때문에 부모는 자녀의 두뇌 발달에 더욱 신경을 써야 한다.

두뇌 발달 단계를 고려한 맞춤 육아법

두뇌의 기능과 그에 따른 발달 단계를 알면 아이의 두뇌 발달에 필요한 적절한 환경을 제공하고 적합한 자극을 줄 수 있다.

두뇌가 인체에서 하는 일

두뇌의 기능은 크게 5가지로 분류할 수 있다.

- **운동 기능** : 외부에 의한 자극이든 스스로 하는 판단이든 운동에 대한 특정 계획이 수립되면 두뇌에서 내린 명령과 신호가 뇌줄기, 척수, 근육으로 전달되면서 몸이 움직인다. 이 과정에서 근육이 세밀해지고 여러 근육이 조화를 이룬다.

- **감각 및 정보를 처리하는 기능** : 시각, 청각, 미각, 후각 등으로 들어온 감각과 정보를 접수하고 처리한다.

- **언어 기능** : 말을 하고, 들은 말을 이해한다.

- **학습과 기억 기능** : 인간의 지적인 능력으로, 주로 대뇌의 해마 부분이 이 기능에 관여한다.

- **항상성을 유지하고 호르몬을 조절하는 기능** : 두뇌는 자율신경계를 통해 인간이 체온을 유지하거나 갈증을 느끼거나 피로감을 느끼도록 만든다. 그러면 몸은 물을 마시거나 잠을 자는 등의 행위를 통해서 항상성을 유지한다. 또한 두뇌에서 분비되는 각종 호르몬은 신체 대사 및 생식과 관련된 활동을 한다.[1]

학습 능력을 높이는 기억력, 집중력, 어휘력, 창의력, 사고력, 수리력은 이 5가지 두뇌의 기능이 발달하면 자연스레 따라온다고 볼 수 있다. 즉 '두뇌가 균형 있게 발달한다'는 말은 두뇌의 5가지 기능이 골고루 발달한다는 것이며, 학습 능

▪▪ 두뇌의 부위별 기능

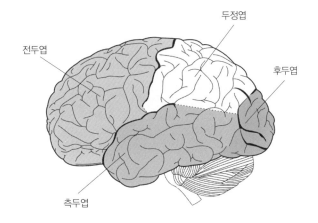

●**전두엽 : 사고력과 창의력**

창의력, 기억력, 집중력, 실행력과 같은 고차원적인 기능을 담당한다. 5세부터 급격하게 발달하기 시작해 20대가 되면 안정기에 접어든다.

●**두정엽 : 공간 감각과 수학적 추상력**

공간을 이해하고 몸에 대한 감각을 감지한다. 또한 수학에 필요한 추상적인 사고를 담당한다. 대략 12세가 되면 집중적으로 발달하기 시작한다.

●**후두엽 : 시각과 도형, 공간 기억력**

공간을 기억하는 능력, 시각적 처리 능력과 관련이 있다. 14세 무렵 집중적으로 발달한다.

●**측두엽 : 청각과 복잡한 대상 재인식력**

청각 정보가 일차적으로 전달되는 피질 영역이다. 얼굴을 재인식하는 것과 같은 복잡한 대상의 재인식 과정에 관여한다.

력이 좋아지는 것은 물론 각종 신체 기능이 정교해지고 감
각기관으로 들어온 신호를 더 잘 구분하고 호르몬의 분비와
항상성이 원활히 기능하는 것을 뜻한다. 더 나아가 균형 잡
힌 두뇌 발달은 인성과 감성, 대인관계에도 영향을 미쳐서
아이의 '평생 삶의 질'을 결정한다. 이렇게 두뇌는 신체적·
정서적·지적 능력을 총괄한다.

생후 3~6개월, 아직은 엉성한 두뇌

아이가 처음 태어났을 때 두뇌의 크기는 어른 두뇌의
25% 정도인 약 350g이다. 하지만 생후 1년 만에 1,000g까
지 폭발적으로 성장하고, 이후 성장기와 사춘기를 지나면서
비로소 어른의 두뇌 무게인 1,300~1,500g까지 성장한다.

태어나서 3세까지의 두뇌는 '아직은 엉성한 두뇌'라고 표
현할 수 있다. 신경회로가 제대로 발달하지 않았기 때문인
데, 이것이 아기가 잠을 많이 자는 이유이기도 하다. 아기는
엄마의 뱃속에서 세상으로 나오면서 '엄청난 정보'와 맞닥뜨
리는데, 고요했던 뱃속과는 달리 휘황찬란한 색깔, 다양한
소리와 사람들의 움직임, 태어나서 처음 느끼는 맛 등 새로
운 정보들이 폭풍처럼 감각기관을 통해 들어오자 아기의 두

뇌가 극도의 피로감을 느끼고 잠을 자는 것이다.

이 시기에 적합한 두뇌 발달 방법은 손과 손가락을 자주 움직이는 오감놀이다. 부모의 스킨십도 좋다. 피부를 흔히 '제2의 뇌'라고 하는데, 아기의 피부를 쓰다듬어주고 뽀뽀를 하거나 업어주면 정서적 안정은 물론 두뇌 발달에도 큰 도움이 된다. 그러나 지속적으로 글자 카드에 노출시킨다든지 영어 학습을 시키는 것과 같은 과도한 지적 자극은 성장에 방해가 된다.

4~7세, 상상에 푹 빠지는 시기

이 시기에는 인성이 집중적으로 자란다. 인성을 담당하는 두뇌 부위는 전두엽으로 도덕성, 인간성, 그리고 영성까지 담당한다. 한마디로, 인생을 살아갈 때 필요한 종합적인 사고력이 전두엽의 발달과 함께 시작된다.

따라서 이 시기에는 사물을 설명하거나 상황을 해석해줄 때 아이가 다양하게 생각해볼 수 있게 유도하는 것이 좋다. 달을 보고 단순히 "저게 달이야"라고 말할 것이 아니라 "달은 왜 있을까?", "달이 너를 따라오는 것 같지 않니?"와 같이 질문하는 것이다. 그러면 아이의 두뇌는 자극을 받아 더욱

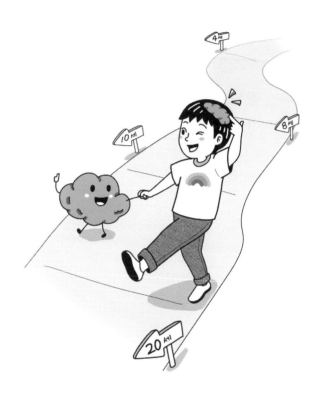

균형 잡힌 두뇌 발달은 인성과 감성, 대인관계에도 영향을 미쳐서
아이의 '평생 삶의 질'을 결정한다.

활발하게 움직인다.

또 이 시기에는 상상력을 무한히 키워주어야 한다. 아이의 두뇌는 기본적으로 상상을 좋아하고 상상에 푹 빠지는 것을 즐긴다. 그리고 상상을 통해서 사고력을 키운다. 그러므로 다양한 체험의 기회를 주고, 장난감, 주변의 돌이나 나뭇가지 같은 재료와 도구들을 이용해 아이의 상상을 돕는 것이 좋다. 책을 읽어주는 것도 상상력을 키워 두뇌 발달을 돕는 좋은 방법이다.

8세~10대 초반, 어휘력과 수리력이 발달하는 시기

측두엽과 두정엽이 발달하는 시기다.

측두엽은 언어 기능과 청각 기능을 관장하는 곳이기 때문에 이 시기에 언어 교육이 적절히 이루어지면 큰 효과를 볼 수 있다. 외국어 교육 역시 이 시기에 시작하면 좋다. 단, 무리하게 시작하면 오히려 언어 습득에 대해 지루함과 싫증을 느낄 수 있으니 아이가 재미를 느낄 수 있는 방법을 찾아 적당히 교육하는 것이 중요하다. 책을 읽고 감상을 적는 독후감 교육도 이 시기에 시작하는 것이 좋지만, 지나치게 강요하거나 자주 해서는 안 된다.

두정엽은 수학, 물리학과 관련된 사고를 담당한다. 이 시기에는 공간을 입체적으로 파악하고 수에 대한 관념이 자라기 때문에 아이들은 점점 논리적이 되어 부모와 비교적 성숙한 대화도 할 수 있다.

숫자 감각과 사물의 움직임에 관한 관심도 늘고 두뇌 기능도 발달하는 만큼 실험이나 관찰 등을 통해 공간 감각을 익힐 수 있도록 배려해야 한다. 이를 위해서는 퍼즐, 도형, 숫자 맞히기 등의 놀이 교육이 도움이 된다.

10대, 시각과 독립성이 발달하는 시기

중고등학교에 다니는 청소년 시기에는 후두엽이 본격적으로 발달한다.

후두엽은 시각 정보를 관장하는 곳이다. 예전에 봤던 것을 기억하고 주변 사람들과 자신의 차이를 명확하게 인지하게 된다. 시각이 발달하다 보니 화려한 연예인들에게 열광하고, 자신의 외모를 가꾸려고 노력한다. 청소년 시기의 이러한 성향은 두뇌가 발달하는 과정에서 생기는 일이니 나무랄 필요는 없다.

10대에 올바른 두뇌 발달이 이뤄지기 위해서는 부모의 태도가 무척 중요하다. 우선, 지나치게 통제하지 않아야 한다. 스스로 독립성을 갖추는 시기이므로 부모의 통제와 간섭 때문에 스트레스를 받으면 오히려 두뇌 발달이 방해받는다. 문제를 해결할 때는 답을 알려주거나 강요하기보다 아이가 스스로 해결할 수 있게 지켜보는 것도 중요하다.[2]

20~30대, 언어 · 추리 · 판단 능력의 지속적인 발달

성인이 된 20대에도 두뇌는 계속해서 변화의 과정을 겪는다. 두뇌의 각 부위가 완전히 자리잡지만, 개인적이면서도 특별한 경험들이 개성적인 신경회로를 만들어나간다. 언어 · 추리 · 판단 능력도 계속해서 발달하는데, 무엇보다 크게 발달하는 것이 합리적인 사고 능력이다. 객관적으로 상황을 인지하고 판단하는 능력이 발달해 감정에 휘둘리는 일이 줄어든다.

20대의 두뇌는 신경세포 간의 회로를 연결했다 해체했다 다시 연결하기를 계속 반복하기 때문에 이 시기에는 실패를 두려워하지 말고 과감히 도전하는 것이 중요하다. 두뇌는 반복적인 일을 싫어하고 계속해서 새로운 자극을 원한다. 만약 새로운 자극이 두뇌에 지속적으로 전해지지 않으면 신경세포들이 새롭게 만들어지지 않고 죽고 만다. 따라서 20 대에는 반복적인 일보다는 특별한 경험, 새로운 세계를 접해보는 것이 좋다.

30대의 두뇌는 말 그대로 '전성기'를 맞이한다. 20대까지 만들어진 신경회로가 더욱 촘촘해지는 것은 물론 추리력이 훨씬 정교해지기 때문에 일상에서 닥친 다양한 문제들에 꽤 잘 대처하게 된다. 하지만 기억력은 하락세로 접어들기 시작한다. 특히 출산과 육아로 인한 스트레스, 직장이나 사업에서 받는 스트레스는 잘 구축되어 있던 뇌세포를 파괴해 이로 인한 기억력 감퇴가 조금씩 진행된다.

40~50대, 노화되기 시작

40~50대의 두뇌는 노화가 시작되면서 언어와 운동 능력이 서서히 떨어지고 시력이 약해지기 시작한다. 게다가 두뇌 질환의 가능성이 커진다. 가장 대표적인 것이 뇌졸중과 뇌경색이다. 뇌혈관이 터지거나 막혀서 뇌세포가 죽고, 이는 직접적인 신체의 질병으로 나타나는데 감각이 마비되기도 한다. 따라서 두뇌 건강을 위해 특별히 주의를 기울여야 하는 시기이다.

60대 이후, 뇌세포 수와 크기 감소

60~70대에 들어서면 뇌세포의 수가 급격하게 줄어드는 것은 물론이고 뇌세포의 크기도 작아진다. 기억력이 급속도로 떨어지고 치매가 생기는 것도 바로 이러한 이유 때문이다. 따라서 이 시기에는 아직 망가지지 않은 뇌세포를 잘 보존하고 신경세포들 간의 연결망을 강화하는 것이 중요하다. 가장 좋은 방법은 꾸준히 운동하고 영양소 섭취에 신경을 쓰며 스트레스를 관리하는 것이다.[3]

인간의 두뇌는 평생에 걸쳐 개발하고 관리해야 한다. 특히 30대에 최고조가 된 이후부터 줄곧 내리막길을 걷는다는 점을 감안한다면, 유아기와 청소년기의 두뇌 발달은 공부를 잘하기 위한 것 이상의 의미가 있음을 인정하게 된다. 한 인간의 성장과 성숙에 전반적으로 관여하며, 한 아이의 인생이 얼마나 풍요로워질 수 있는가를 결정하는 시기인 것이다. 그런 점에서 부모는 아이의 두뇌 발달에 관해 장기적인 계획을 세워 지속적인 관심과 노력을 기울여야 한다.

똑똑한
아이들에겐
특별한 점이 있다

어려서부터 특출난 두뇌 역량을 발휘하는 아이들이 있다. 그런 아이들은 같은 시간 동안 같은 내용을 공부해도 유난히 학습 효율이 뛰어나고, 다른 아이들이 따라오기 힘든 결과물을 만들어내며, 특정 분야에서 숙련된 어른들 못지않은 성과를 올린다.

천재 혹은 영재라고 불리는 아이들이 월등히 뛰어난 능력을 보이는 시기는 제각각이다. 태어난 지 40개월 만에 여러 외국어를 구사하는 아이도 있는데, 빠르면 3~4세, 대개는 10대에 능력이 드러난다고 알려져 있다. 20대가 되면 두뇌 발달이 거의 완성되는 단계이기 때문에 영재성이라고 불릴 만한 폭발적인 두뇌 발달이 더 이상 이루어지지 않는다.

'과제 집착력'이 강하다

캐나다 밴쿠버 교육청이 발표한 바에 따르면 영재들은 호기심이 무척 강하다. 어른들의 질문에 답변만 하는 것이 아니라 다시 질문을 하고, 일상적인 것들에 대해서도 그냥 넘어가는 법 없이 '왜'라고 질문한다. 새로운 것, 낯선 것에도 호기심이 많다 보니 또래 아이들이 하지 못하는 생각을 하고, 남들이 생각하지 못한 결과물을 내며, 배우는 것을 망설이지 않는다. 습득력이 매우 뛰어난 것은 물론 이해력과 적용력이 뛰어나며, '일반화하는 능력'이 우수해 여러 정보에서 공통점이나 차별점을 빠른 시간 안에 분별해낸다.

하지만 무엇보다 영재의 중요한 특징은 바로 '과제 집착력'이다. 과제가 해결될 때까지 집중을 하는데, 그 과제가 해결될 때까지 계속 집착하면서 만족스런 답을 얻기 위해 끊임없이 노력한다. 이러한 과제 집착력은 '기질이 세다'라는 말로 표현되기도 한다. 〈영재발굴단〉이라는 TV 프로그램을 통해 다양한 영재들을 취재한 김재원 PD는 한 언론과의 인터뷰에서 이렇게 말했다.

"영재들은 기질이 굉장히 세다. 단순히 부모의 말을 잘 듣기보다 자신의 길을 가는 아이들이라고 봐야 한다. 그들은 한 가지에 푹 빠져서 두뇌를 쓴다. 나는 이런 생각을 해봤다. 단순히 시스템 안에서 순응하며 자란 아이들이 세상을 바꿀까, 아니면 뭐 하나에 미친 아이가 세상을 바꿀까? 뭔가에 푹 빠진 아이들을 보면 별의별 아이들이 다 있다. 그런 성향을 키워주는 것이 영재들에겐 매우 좋은 교육 방식이라고 생각한다."[4]

'뭔가에 푹 빠진'이란 집중력과 몰입력이 강하다는 뜻이며, '자신의 길을 간다'는 말은 주어진 틀에 얽매이지 않고 독립적으로 자신의 길을 추구한다는 의미이다.

이러한 특성은 '창의성, 호기심, 집중력, 독립심'으로 정리할 수 있다.

부모가 '긍정적 방치'를 한다

영재성은 타고나기도 하지만, 부모의 교육 환경에 더 많은 영향을 받는다.

학자들이 연구한 결과 '늦둥이 중에 영재가 많다'는 공통점을 발견했다. 영국의 '밀레니엄 코호트'라는 프로젝트에 따르면 산모가 35세 이후에 낳은 아이의 경우 7세 전후의 인지력이 다른 아이들보다 높게 나타났다. 한마디로 '똑똑한 아이들'이었던 셈이다. 하지만 이러한 결과에 의문점을 갖는 사람들이 많았다. 단지 노산이 영재의 조건이라는 게 납득되지 않았기 때문이다.

추가 연구 결과, '늦둥이 영재'의 비밀은 부모의 심리적 안정감에 있었다. 35세 이전의 부모들은 아직 경제적으로 안정되지 않았고, 다정다감하기보다는 격앙된 태도로 아이들을 비난하거나 벌을 주거나 소리를 치는 경우가 많았지만 35세 이후의 부모들은 경제적으로든 심리적으로든 여유와 안정감이 있어 아이들을 다그치기보다는 포용하는 경향이 있었다. 게다가 '늦둥이'라는 이유로 아이에게 사랑을 흠뻑 쏟고 아이가 좋아하는 것을 할 수 있도록 내버려두었다. 어떻게 보면 '관심이 없다' 싶을 정도로 긍정적인 방치를 한 것이다. 아이의 특기를 빨리 찾으려 애쓰지 않을뿐더러 선행 학습에도 소극적인 편이다.

이러한 환경에서 자란 아이들은 뇌파가 안정적이어서 집중력이 강하고 학습 효율도 뛰어난 것으로 밝혀졌다. 아이의 영재성은 결국 부모의 정서적 안정감과 무한한 사랑에 기인한 행복감에서 발현된다는 이야기다.

조기교육으로 아이의 영재성을 발견하려는 부모들도 있는데, 조기교육이 영재성에 큰 영향을 주지 못한다는 사실도 연구를 통해 확인되었다. 노르웨이 오슬로대학교 부설 교육학연구소의 크리스티안 베크 교수의 연구에 의하면, 조기교육으로 만 5~6세에 읽기를 시작한 아이들의 경우 만 7세부터 읽기를 시작한 아이들보다 성취도가 떨어졌다. 독일에서는 조기교육, 조기입학을 한 아이들이 학창 시절에 위기를 겪을 확률이 더 높다는 연구 결과가 도출되었다. 선행학습도 상대적으로 성공을 거두지 못했다. 조기교육이 오히려 아이들에게 스트레스로 작용해 불안과 우울, 학습 부진을 겪었기 때문이다.

시행착오를 통한 '성공의 경험'이 많다

영재들의 또 다른 특징은 두뇌의 신경회로가 잘 연결되어 있어서 학습 속도가 빠르고 직관력, 기억력이 좋다는 것이다. 두뇌 발달은 두뇌에 있는 신경회로들이 계속 연결되면서 특정 회로를 늘리는 것이다. 그러려면 아이가 시행착오를 거듭하며 특정 경험을 반복적으로 겪으면서 성공하는 과정이 필수다. 그런데 경험하기도 전에 부모가 나서서 문제를 해결해주면 아이의 신경회로는 연결될 기회를 잃는다. 따라서 위험한 경우가 아니라면 아이의 실수를 자연스러운 과정으로 받아들이고, 시행착오를 통해 아이가 스스로 문제의 원인을 알아내고 방법을 찾아 결과를 바꿀 수 있도록 자립성을 키워주어야 한다. 부모가 나서서 대신 해결해주는 것은 오히려 두뇌 발달에 도움이 되질 않는다.

자녀를 정말로 똑똑한 아이로 키우고 싶다면 어린 시절에는 무엇보다 '사랑받는 아이', '자신이 좋아하는 것을 하는 아이', '독립적으로 문제를 해결하는 아이'로 키워야 한다. 이는 긍정적인 방치다. 부모의 강요와 주입식 교육이 사라진 환경에서 아이는 잠재 능력을 스스로 드러내고 발전시킬 것이다.

부모의 잔소리가
들리면
두뇌 발달이 멈춘다

부모들은 아이가 올바르게 자라길 바라는 마음에서 적지 않게 잔소리를 한다. 그러나 부모들의 기대와는 다르게, 잔소리는 아이들의 두뇌 발달에 치명적이다. 특히 공부를 열심히 하라거나 성적을 더 높이라는 잔소리는 오히려 두뇌 발달을 심각히 방해한다. 여기에서 '치명적'이라는 말은 '두뇌 발달이 곧바로 멈출' 정도로 심각하다는 뜻이다. 왜 이런 일이 생기는 것일까? 이를 이해하려면 청소년기에 두뇌가 어떤 변화를 겪는지 정확하게 알아야 한다.

두뇌의 변화를 알아야 잔소리가 줄어든다

두뇌에 대한 오랜 연구 결과, 전문가들은 12~16세의 청소년기에 두뇌의 특정 부위가 급속하게 변화하는 것을 발견했다. 그 부위는 바로 전전두엽(Prefrontal cortex)이다. 전전두엽은 그동안은 미성숙한 상태로 있다가 청소년기에 급격하게 성숙하기 때문에 청소년들은 일종의 '두뇌 과도기'를 겪게 된다.

두뇌 과도기의 가장 큰 특징은 '충동 조절'이 쉽지 않다는 점이다. 청소년기를 '질풍노도의 시기'라고 말하는 것은 바로 이런 이유 때문이다. 여기에 호르몬과 심리적인 변화 역시 동반되면서 '사춘기'가 시작된다.

물론 전전두엽의 변화가 꼭 부정적인 결과만 초래하는 것은 아니다. 의사 결정력, 문제 해결력, 판단력, 주도성, 계획성 등 올바른 판단과 결정을 해나갈 수 있는 총제적인 능력이 생겨난다. 이 과정에서 두뇌는 효율적으로 '구조 조정'이 된다. 만약 아이가 어려서부터 운동 능력을 잘 활용하지 않았다면 두뇌는 그 능력을 '쓸데없는 능력'이라고 판단하고 점차 도태시킨다. 반대로, 예술적인 능력을 잘 활용해왔다면 그 능력은 '꼭 필요한 능력'이라고 판단하고 보다 효율적으로 발전시키려고 한다. 즉 미래에 직업을 가질 수 있는 가장 효율적인 두뇌 구조로 재편된다.

또한 이 시기에는 '보상'과 관련한 반응이 폭발적으로 커진다. 쉽게 말하면, 돈이나 맛있는 음식, 부모의 칭찬에 상당히 민감하게 반응한다. 이는 두뇌에 있는 '보상 관련 연결망(Reward-Related Process Network)'이 발달한다는 것을 의미한다.

슬프거나 기쁜 일에 대한 반응도도 현저하게 높아진다. 청소년들이 사소한 일에 반항하거나, 별것 아닌 것 같은데 지나치게 기뻐하는 것은 이런 이유 때문이다. 그래서 청소년기에는 또래 집단 내에서의 자신에 대한 평판에 매우 예민하다.[5]

청소년기는 '세상의 중심은 나'라는 사고가 형성되는 시기이기도 하다. 사춘기에는 호르몬의 변화도 일어나는데, 그중 하나가 옥시토신(oxytocin)이다. 이 물질은 자의식을 느끼는 두뇌의 활동과 관련이 깊다. 주변 사람들이 자신을 주시하고 있다는 생각을 하며, 자기중심적으로 변하기도 한다. 그리고 이제까지 부모에게 의존했던 삶에서 벗어나 '나는 어떤 사람이 되고 싶은가, 나는 어떤 세상을 원하는가'를 깊이 생각하게 된다.[6]

동등한 관계로 대화한다

그런데 아이의 이런 행동들이 부모 눈에는 미숙해 보이는 데다 철없어 보인다. 게다가 학습 능력을 키우는 것이 중요한 시기이다 보니 잔소리를 쏟아붓는 일이 많다. 여기에서 가장 중요한 문제는 부모의 잔소리가 전전두엽의 발달과 효율적인 두뇌의 구조 조정은 물론 합리적인 사고까지 방해한다는 점이다.

미국 피츠버그대 의대와 UC버클리, 하버드대 등의 공동 연구팀이 평균 14세의 청소년 30여 명에게 엄마의 잔소리를 녹음한 음성을 들려주고 두뇌의 변화를 촬영했다. 그 결과 두뇌에서 부정적인 정보를 처리하는 영역이 활성화되었으며, 감정 조절 능력이 현저히 떨어지고, 상대방의 관점을 이해하는 영역의 활성도가 떨어졌다. 연구자들은 "청소년들은 부모의 잔소리를 들을 때 사회적인 인식에 대한 처리를 중단한다"고 결론지었다. 아이 잘되라고 하는 잔소리가 아이들의 두뇌 발달에 가장 좋지 않은 태도라는 것이다. 그러니 청소년기 자녀의 두뇌 발달을 도우려면 잔소리부터 멈추고, 부모의 감정이나 느낌을 차분히 전달하면서 동등한 관계에서 소통해야 한다.[7]

또한 칭찬이라는 따뜻한 보상을 해주고, 친구들과 긍정적인 관계를 형성하고 유지할 수 있도록 배려해야 한다. 충동적이거나 어른이 보기에 위험해 보이는 행동들 역시 적절한 기준을 마련해 그 기준 안의 행동은 아이가 스스로 처리할 수 있도록 자율권을 주어야 한다. 그렇게 하는 것은 '내 아이가 모자라거나 불성실해서'가 아니라 '청소년기의 두뇌가 아이를 그렇게 만들기 때문'이다. 그 점을 인정하고, 아이 스스로 문제를 해결하는 과정을 부모가 인내하고 지켜봐주었을 때 아이의 두뇌는 그만큼 더 많이, 더 긍정적으로 발달할 수 있다.

두뇌 발달을
위한
생활환경 만들기

두뇌는 한순간에 폭발적으로 발달하지 않는다. 일상에서의 다양한 경험을 통해 조금씩 발달한다. 아이들이 살아가는 '생활환경'이 중요한 것은 바로 이런 이유 때문이다.

생활환경에는 평소 부모의 태도는 물론이고 집 안의 환경도 포함된다. 즉 각종 가전제품에서 나오는 전자파, 건축 자재나 벽지 등에서 나오는 유해 물질, 위생과 보건을 위해 사용하는 살충제나 방향제까지 포함한다. 이러한 생활환경은 아이들의 두뇌 발달과 밀접한 관계가 있으며, 유해한 환경 안에서 생활할 경우 아이들의 두뇌 발달에 악영향을 미쳐서 잠재 능력이 발휘되지 못하게 된다.

그렇다면 집 안의 유해한 환경은 어떻게 관리하는 것이 좋을까?

소음을 줄인다

아이의 두뇌 발달을 도우려면 가장 먼저 집 안을 조용하게 유지해야 한다. 시끄러운 TV 소리, 전기 장난감 등의 과도한 소음은 아이들의 학습 능력에 악영향을 미치고 정상적인 판단을 방해하기 때문이다.[8]

환경호르몬을 줄인다

플라스틱의 소재로 사용되어 일상에서 노출되는 환경호르몬은 ADHD(주의력결핍과잉행동장애)를 조장하거나 두뇌 발달에 악영향을 미친다. 특히 프탈레이트는 무색무취한 액체 형태의 기름으로 화장품, 어린이 장난감, 주방 및 화장실 세제, 방과 거실의 바닥재 등에 광범위하게 쓰인다. 칫솔, 인형과 같은 압축 제품과 발포제, 화장품류, 방충제, 접착제에도 사용되는데, 아이들의 두뇌 발달에 치명적이다.

서울대병원 소아정신과 교수 연구팀은 내분비계 교란 물질로 알려진 프탈레이트가 아이들의 ADHD 증상을 악화하고 두뇌 발달에 악영향을 끼친다는 것을 영상 연구를 통해 밝혀냈다. 연구팀은 ADHD 어린이 180명(비교군)과 정상 어린이 438명(대조군)을 대상으로 소변 중의 프탈레이트 농도를 비교 분석했다. 그 결과 ADHD 어린이의 소변에서 한결같이 대조군보다 많은 양의 프탈레이트가 검출됐다. 특히 프탈레이트의 일종인 DBP의 검출 농도가 10배 정도 높았고, 이들의 행동 장애 수치 역시 7배 이상 상승했다. 이는 공격적이고 충동적인 성향이 높다는 것을 의미한다. 연구를 진행한 김붕년 교수는 "이 연구는 광범위하게 노출되는 프탈레이트 물질이 아이들의 두뇌 발달, 특히 공격성을 관장하는 측두엽 영역의 발달을 저해할 수 있음을 보여준다"고 말했다.[9]

일회용품에는 프탈레이트 외에도 중금속이나 다이옥신이 함유되어 있으며, 플라스틱 숟가락이나 포크 등에는 강력한 세제에 맞먹는 화학물질인 가소제가 들어 있다. 음료수 캔의 내부에 포함된 코팅제 역시 유해성이 심각하다. 그러므로 아이가 사용하는 장난감, 식기 등을 선택할 때 성분 표시를 반드시 확인해야 한다.

전자파를 줄인다

전자파도 문제다. 우리 생활 곳곳에 전자파가 존재한다. 휴대전화, TV, 전자레인지, 컴퓨터, 심지어 장난감에도 전기의 흐름이 있기 때문이다. 이러한 전자파에 의한 피해는 아직 의학적으로 명확하게 규명되지 않았지만, 백혈병이나 림프암, 뇌암, 중추신경계 암과 관련이 있다고 알려져 있다.

전자파에 장기간 노출되면 생식세포와 골수에 악영향을 미치며, 많은 양의 칼슘이 소모되면서 유해산소의 활동이 활발해져 신체에도 이상이 올 수 있다. 또 깊은 잠을 자지 못한다. 따라서 휴대전화 사용을 최소화하고, 머리 쪽으로 가전제품이나 전기 콘센트를 놓지 않도록 신경 써야 한다.

세제 선택을 신중히 한다

무심코 사용하는 합성섬유와 합성세제도 아이들에게는 매우 나쁜 영향을 끼칠 수 있다. 옷의 얼룩을 지우기 위해 사용하는 합성세제는 대부분 화학물질을 원료로 하고 있어서 그 자체로 독성이 있다. 폼알데하이드의 경우 신경조직을 파괴하고 기억력을 감퇴시키는 위험성까지 안고 있다. 요즘

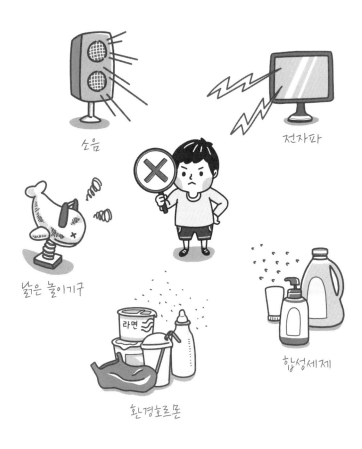

소음

전자파

낡은 놀이기구

환경호르몬

라면

합성세제

유해한 환경 안에서 생활할 경우 아이들의 두뇌 발달에 악영향을 미쳐서
잠재 능력을 발휘하지 못하게 된다.

천연 원료로 만든 세제도 판매되고 있으니 선택할 때 꼭 성분을 확인하자.

낡은 놀이기구는 멀리한다

놀이터의 놀이기구들도 안심해서는 안 된다. 오래된 놀이기구에서는 빛이나 습기로 마모된 납이나 페인트 분진이 발생한다. 아이들이 이를 흡입하거나 페인트 조각이 입에 들어갈 경우 심하면 지능에도 영향을 미치고 청각 장애를 일으킬 수도 있다.

PART 2
두뇌 발달을
돕는
브레인 푸드 챙기기

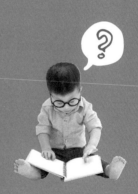

두뇌는 엔진과 비슷하다. 엔진이 돌아가려면 기름이 있어야 하듯 두뇌가 발달하기 위해서는 기름의 역할을 해줄 음식을 섭취해야 한다. 대부분의 음식이 인체와 두뇌 발달에 도움을 주기는 하지만 그중에서도 특히 '브레인 푸드'라고 불릴 만큼 두뇌 발달에 많은 도움을 주는 음식은 따로 있다.

두뇌 발달에
좋은 브레인 푸드는
따로 있다

두뇌를 발달시키는 데 가장 중요한 것이 음식이라는 말에는 누구나 동의할 것이다. 어떤 음식을 꾸준히 섭취하느냐는 아이의 두뇌가 어떤 방향으로 발달하는지를 결정할 뿐만 아니라 정서 발달에도 영향을 미치기 때문이다.

실제로 편식을 해서 영양이 부족하거나 인스턴트식품 위주로 식사를 해온 아이들은 난폭하거나 산만하고, 무력감이나 성급함, 미숙한 의사소통 능력, 호기심 부족 등의 특징을 보인다. 반면 영양을 골고루 섭취해온 아이들은 주의력과 집중력이 좋고, 다양한 것에 흥미를 느끼고 호기심도 많은 편이다.

그러니 두뇌 발달은 물론 건강한 인성의 확립과 원만한 학교생활을 위해서도 아이들의 음식 섭취에 신경 써주는 것이 좋다.[10]

두뇌는 영양가 있는 식사를 원한다

두뇌가 일차적으로 에너지를 얻는 방법은 식사다. 식사를 통해 만들어지는 산소와 포도당을 공급받지 못하면 두뇌는 단백질을 만들 수 없는 것은 물론 새로운 신경회로 연결망을 만들지 못한다. 이런 상태가 지속되면 뇌세포들이 쉽게 피로를 느끼고 손상을 입어 사멸하고 만다. 식사를 통해 영양 공급이 제대로 이뤄지지 않으면 두뇌는 어떠한 능력도 발휘하지 못하게 되는 것이다. 영양 상태가 좋지 않은 아이들의 학습 능력이 떨어지는 것도 바로 이러한 이유 때문이다.[11]

그렇다면 요즘의 아이들은 두뇌 발달에 필요한 영양을 충분히 공급받고 있을까? 우선 해외의 경우를 살펴보자. 미국 기능신경학 분야의 권위자인 로버트 머릴로 박사는《좌우뇌 불균형 아이들(Disconnected Kids)》에서 2~19세 아이들 3,300명의 영양 상태를 조사한 내용을 발표했다. 결과는 전체 조사 대상자 중 단 1%의 아이들만이 두뇌 발달에 필요한 영양을 충분히 공급받고 있다는 충격적인 내용이었다. 로버트 박사는 "두뇌에 영양이 충분히 공급되지 않으면 ADHD나 자폐증 등 신경학적 질환이 생길 수 있다"고 경고했다.

우리나라 아이들도 사정은 마찬가지다. 교육과학기술부(현재 교육부)의 '2012년 학교 건강검사 표본조사 결과'에 따르면 주 1회 이상 패스트푸드를 섭취하는 아이들이 약 60% 이상으로 조사되었다. 하지만 이는 평균치로, 더 많은 아이가 하교 시간에 학교 근처 편의점에서 라면, 빵, 콜라 등을 허겁지겁 먹는다. 공부에 전념해야 할 아이들이 제대로 된 영양을 섭취하지 못하고 있는 것이다.

하지만 부모 입장에서 생각하면 날마다 정성스러운 식탁을 차리기가 쉽지 않다. 특히 맞벌이 부모는 더 힘들다. 하지만 어렵게 생각하면 더 어려운 법이다. 몇 가지 중요한 원칙과 두뇌 발달에 좋은 브레인 푸드를 알고 나면 어렵지 않게 아이들의 식단을 짤 수 있다.

식단 구성에서 꼭 기억해야 할 원칙은 두 가지다. 첫 번째는 '곡류 중심의 식단에 채소, 고기, 과일, 유제품 순으로 비율을 조정해 식단을 짜는 것이다. 두 번째는 인체에 기본적으로 필요한 3대 영양소인 탄수화물, 단백질, 지방을 식단에서 빠뜨리지 않는 것이다.

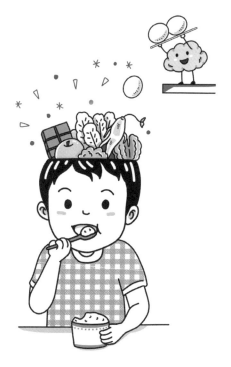

식단 구성에서 꼭 기억해야 할 것은 인체에 기본적으로 필요한
3대 영양소인 탄수화물, 단백질, 지방을 빠뜨리지 않는 것이다.

매끼 탄수화물, 단백질, 지방을 꼭 먹인다

탄수화물은 두뇌에 필요한 엄청난 양의 에너지를 공급한다. 일반적으로 심장이 온몸에 피를 보내기 위해서는 약 130kcal 정도가 필요한데, 두뇌에는 이보다 3배 이상 많은 400kcal의 열량이 필요하다. 그리고 두뇌의 에너지는 당에서 생성되기 때문에 밥과 같은 탄수화물 섭취는 아이들의 식사에서 필수다. 다만 흰밥보다는 잡곡밥이 좋다.

하지만 하루 세끼, 1년 내내 밥만 고집할 경우 아이들의

▪▪ 탄수화물이 많은 식품

● 현미
도정한 흰쌀에도 탄수화물이 많지만 대부분의 영양은 소실되었다. 그러니 흰쌀 대신 미네랄과 식이섬유가 풍부한 현미를 선택하자.

● 생과일
단맛이 강한 과일에도 탄수화물이 들어 있다. 아침에 과일을 먹는 것은 두뇌를 활발하게 한다.

● 밀가루
밀가루에도 탄수화물이 많이 들어 있지만, 어떻게 먹느냐에 따라 탄수화물의 질이 확연하게 달라진다. 예를 들어 빵은 소화흡수가 빠르기 때문에 혈당을 빠르게 올린다. 여기에 설탕을 범벅한 도넛은 피해야 할 탄수화물이다. 라면은 대부분 튀긴 상태이기 때문에 나쁜 탄수화물로 봐야 한다. 차라리 튀기지 않은 라면이나 국수를 먹는 것이 그나마 질이 나쁘지 않은 탄수화물을 섭취하는 방법이다.[12]

패스트푸드에 대한 욕구가 커질 수 있다. 따라서 곡류라고 해서 꼭 밥만 고집할 것이 아니라 빵, 시리얼, 파스타 등 다양한 음식을 해주면 패스트푸드의 유혹에서 벗어날 수 있다. 최근에는 다이어트를 한다는 이유로 탄수화물을 제한하는 경우가 많은데, 어른들은 괜찮지만 두뇌 발달이 이루어지는 아이들은 절대 그래선 안 된다.

단백질은 두뇌의 세포막과 신경전달물질의 생성을 도울 뿐만 아니라 뇌세포의 손상을 막고 뇌세포를 성장시킴으로써 뇌세포의 수를 유지하는 역할도 한다. 뇌세포의 수가 적

▝▝ 단백질이 많은 식품

● 우유와 치즈
유제품에는 비타민B군과 단백질은 물론 인지질인 레시틴도 많이 함유되어 있다. 레시틴은 뇌세포의 재생에 큰 도움을 준다.

● 콩
단백질은 물론이고 탄수화물, 미네랄 등 여러 영양소가 함유되어 있다. 특히 레시틴이 풍부하기 때문에 기억력과 집중력, 사고력이 향상된다. 콩으로 만든 두부는 맛이 텁텁하지만 어렸을 때부터 입맛을 들이면 맛있게 먹기도 한다.

● 갈치
갈치는 리진, 페닐알라닌, 메티오닌 등 필수 아미노산이 상당히 많은 단백질 공급원이다. 또 성장 발육을 촉진시키는 데 도움이 되는 하이신의 함량이 높고 비타민, 미네랄을 골고루 포함하고 있다. 불포화 지방산이 많아 두뇌 발달에도 적지 않은 도움이 된다.

으면 그만큼 두뇌가 활성화되지 않는다.

　단백질은 돼지고기, 소고기, 닭고기 등의 육류에 많이 들어 있다. 이런 식품은 많이 먹는 것보다는 어떻게 조리해서 먹느냐가 더 중요한데, 닭고기는 훌륭한 단백질 공급원이지만 기름에 튀긴 '치킨'은 자주 먹지 않는 것이 좋다. 돼지고기는 구이보다는 수육으로 기름을 빼고 먹어야 한다.

　지방은 생활습관병을 일으키는 주범으로 알려져 있지만, 우리 몸에 없어서는 절대로 안 되는 영양소다. 특히 좋은 지

▪▪ 지방이 많은 식품

● 생선(고등어, 참치, 연어, 정어리 등)

등 푸른 생선이 두뇌 발달에 좋다. 고등어에 많지만, 참치에 더 많이 함유되어 있다. 참치 속 DHA 함유량은 34.6%로 연어 16.1%, 고등어 11%, 전갱이 8.5%보다 훨씬 많다.

● 견과류(호두, 콩, 아몬드, 잣 등)

견과류에는 불포화 지방산이 많이 포함되어 있으며 신경세포가 정상적인 기능을 유지할 수 있도록 도움으로써 두뇌 발달에 큰 역할을 한다. 그 외에도 탄수화물, 단백질, 지방, 비타민, 미네랄 등 각종 영양소가 듬뿍 들어 있어 '영양 종합선물 세트'라고 할 정도다. 이러한 이유로 미국 시사 주간지 〈타임〉은 견과류를 '10대 건강식품'의 하나로 선정했다.

호두는 사람의 두뇌 모양을 닮았다고 해서 고대 그리스 시대에는 머리에 상처가 났을 때 호두를 먹기도 했다. 잣 역시 비슷한 효능을 가지고 있으며 불포화 지방산을 통해 두뇌 신경세포를 성장시키는 것은 물론 기억력과 체력도 보강해준다. 하지만 견과류는 열량이 매우 높기 때문에 과도하게 섭취하면 오히려 좋지 않다.[13]

방은 두뇌를 구성하는 성분이기 때문에 적절히 섭취하면 두뇌 발달에 큰 도움이 된다. 성장기에 좋은 지방 중에서 불포화 지방산의 비율이 97%나 되며, 가장 중요한 것이 DHA다. 두뇌를 구성하는 지방의 15~20%를 DHA가 차지하기 때문이다. 즉 두뇌를 구성하는 대부분의 지방은 DHA라고 할 수 있다. DHA는 뇌세포의 활발한 활동에 큰 도움을 주는 것은 물론 신경, 망막 조직에 중요한 성분이다. DHA는 인체 내에서의 합성이 쉽지 않아 음식이나 영양보충제로 반드시 섭취해주어야 한다.

아침 식단과 저녁 식단은 구성이 달라야 한다

식단 구성에서 또 하나의 중요한 원칙은 아침에 주로 먹어야 할 음식과 저녁에 주로 먹어야 할 음식을 구분하는 것이다. 이는 시간대별로 인체가 하는 주요 기능이 다르기 때문이다.

하루는 활동이 왕성하고 두뇌를 많이 써야 하는 아침 시간대와 편안하게 쉬면서 하루를 정리하고 다음 날을 준비하는 저녁 시간대로 나뉜다. 아침 시간대에는 하루의 활동이 시작되고 진행 중이기 때문에 밥이나 빵, 과일과 같은 에너지원이 되는 음식을 섭취해야 한다. 이렇게 섭취한 영양의 반 이상은 두뇌가 이용하고 나머지는 근육과 신체를 이루는 세포들이 활용한다. 따라서 오전과 낮에는 반드시 탄수화물을 섭취해야 한다. 반면 저녁 시간대에는 휴식을 취하며 하루에 쌓인 피로를 풀고 새로운 세포 조직을 재생하는 때이므로 섬유질이 풍부한 채소를 많이 섭취해야 한다.[14]

건강한 음식을 통해 만들어진 튼튼한 몸과 두뇌는 아이들의 앞날을 위해 부모가 줄 수 있는 최고의 선물이다. 물론 매번 아이들의 식단에 온 신경을 기울일 수는 없겠지만, 최소한 앞에서 설명한 원칙들만 지켜도 자녀의 두뇌 발달에 큰 도움이 될 것이다.

영양도 중요하지만 식습관도 중요하다

음식을 통해 두뇌 발달에 도움이 되는 영양소를 섭취하는 것도 중요하지만, 식습관이나 식사를 대하는 태도도 매우 중요하다. 아무리 몸에 좋은 약이라도 복용법을 제대로 지키지 않으면 효과가 반감되는 것과 마찬가지이다. 어쩌면 사소한 듯 보이는 식습관이 우리 몸에는 매우 중요한 결과를 가져올 수 있다는 사실을 알아야 한다.

규칙적으로 적정량을 꼭꼭 씹어 먹는다

우선, 규칙적으로 먹으면서 적정량을 먹는 습관이 무엇보다 중요하다. 규칙적으로 먹는다는 것은 정기적으로 영양을 공급해 몸의 상태를 최적화한다는 의미이고, 이는 두뇌가 원활히 발달할 수 있는 토대를 마련하는 것과 같다. 실제로 식사량이 너무 많으면 두뇌가 피곤해지고, 너무 적으면 두뇌가 쓸 에너지가 모자라 집중력이 떨어진다.

꼭꼭 씹어 먹는 것도 두뇌 발달에 중요하다. 꼭꼭 씹어 먹으면 입과 혀가 자극되면서 동시에 두뇌를 자극한다.

채소와 과일을 함께 먹는다

식사할 때 지켜야 할 두 번째 습관은 채소와 과일을 함께 먹는 것이다. 하품이 자주 나고 머리가 멍하거나 집중하지 못하는 것은 두뇌가 탁하다는 증거다. 이때 채소와 과일을 먹으면 비타민과 베타카로틴의 항산화 작용을 통해 두뇌가 정화된다.

아침 식사를 반드시 챙긴다

아침 식사를 반드시 챙겨야 한다. 아침을 먹는 것에 대해서는 학자마다 주장하는 바가 다르지만, 두뇌 활동이 많은 성장기 아이들이나 청소년에게는 아침식사를 권장하고 있다. 이는 아침부터 두뇌가 제대로 활동하려면 에너지가 필요하고, 이 에너지를 제대로 공급해주는 것이 바로 아침식사이기 때문이다. 아침식사를 거르는 일이 잦으면 두뇌는 아침마다 에너지 부족 상태에 빠진다.

편식하지 않는다

아이들의 식습관에서 또 하나 문제가 되는 것이 편식이다. 특히 어릴 때 편식을 하면 어른이 되어서도 그 습관이 그대로 이어지기 때문에 영양 불균형으로 건강에 문제가 생길 수 있다.

아이들의 편식 습관을 고치려면 부모의 편식 습관부터 살펴볼 필요가 있다. 부모의 식단 자체가 편식을 유도할 수도 있고, 부모가 자신이 좋아하는 음식과 맛 위주로 식단을 구성해서 아이들의 편식 습관을 키우고 있을 수 있다. 그 사실을 모른 채 편식하는 아이 탓을 하며 어려서부터 잘 먹지 않던 음식을 느닷없이 먹으라고 하면 아이는 당연히 거부한다.

먼저 부모의 식습관을 점검하고 아이의 편식 음식을 파악했다면 이제는 '여유로운 마음'을 가져야 한다. 편식 습관을 순식간에 고치겠다고 서두르면 아이는 괴롭다. 특히 부모가 화를 내면서 억지로 먹이면 아이는 특정 음식에 거부감을 갖게 되는 것은 물론 음식을 먹는 것 자체를 싫어할 가능성이 크다.

편식 습관을 고치기 위해서는 무엇보다 단계적으로 접근하는 것이 중요하다. 처음에는 아이가 거부하는 음식을 올린 숟가락을 살짝 입술에 댔다가 잠깐 혀로 맛보는 것에서 만족해야 한다. 이렇게 한두 번 한 뒤에는 그 음식을 작게 조각내어 먹게 한 뒤 기분이 어떤지 물어보고 괜찮다고 하면 조금씩 양을 늘려가면 된다.

친구들과 함께 먹게 하는 것도 방법이다. 아이들은 친구들의 행동에 많은 영향을 받기 때문에 친구들은 잘 먹는데 자신만 잘 먹지 못한다고 생각하면 스스로 자신의 행동을 고치려고 하는 경향이 있다. '친구 따라 강남 간다'는 말이 있듯 친구의 식습관으로 아이의 편식 습관을 고치는 방법이다.

조리 방법을 바꾸는 것도 하나의 방법이다. 아래와 같은 방법들을 시도해보자.

■ 고기 냄새가 싫다며 고기를 잘 안 먹을 때

채소와 드레싱을 활용해 고기 냄새를 없애거나, 고기를 잘게 썰어 채소와 함께 주면 거부감이 다소 사라질 수 있다. 이 방법은 채소를 싫어하고 고기를 좋아하는 아이에게도 반대의 방식으로 적용할 수 있다.

■ 밥을 먹기 싫어할 때

자극적인 반찬만 먹으려고 하고 밥을 먹지 않으려 하면 모양이 귀여운 작은 김밥이나 주먹밥을 만들어주어도 좋고, 아이가 좋아하는 반찬을 섞어 볶음밥을 해주어도 좋다. 자신이 좋아하는 것을 먹으려면 밥까지 함께 먹어야 하기 때문에 이것이 습관이 되면 밥만 따로 주어도 잘 먹을 수 있게 된다.

■ 생선을 싫어할 때

생선을 싫어하는 이유는 대개 비린내 때문이다. 이럴 때는 카레가루를 입혀서 튀기거나, 먹기 전에 생선에 레몬즙을 뿌려서 상큼한 맛을 더하는 것이 좋다.

■ 채소를 싫어할 때

아이들이 가장 먹기 싫어하는 것이 채소다. 무슨 맛인지

모르겠고 쓴맛도 나기 때문이다. 채소를 먹여야 할 땐 채소를 아주 잘게 다져서 전을 해주거나 생채소를 잘게 썰어서 참기름이나 들기름에 버무려서 줄 수도 있다. 드레싱이나 간장을 이용해 조리하면 밍밍한 쓴맛을 없앨 수 있다.

위의 조리법에서 주의할 것은 튀기거나 드레싱을 뿌리는 방법은 편식을 없애는 초기 단계에서 최소한으로만 사용해야 한다는 점이다. 튀긴 음식이나 자극적인 드레싱을 장기간 먹으면 또 다른 편식 습관을 만들 수 있기 때문이다.

편식 습관을 고치는 동안에는 식사 시간 자체를 즐거운 시간으로 만드는 것도 중요하다. 어른이든 아이든 기분이 좋으면 그동안 해보지 못한 다양한 시도를 해볼 의욕이 생기고 스트레스를 이기려는 의지도 강해진다. 하지만 식사 시간이 부모에게 꾸중을 듣는 시간이거나 불편한 시간이 되면 편식 습관을 고치는 데 방해가 될 뿐이다.

두뇌 발달에
좋은 간식,
어떤 것이 있을까?

성장기 아이들은 하루 세끼만으로는 배가 고플 수 있어 간식을 주어야 한다. 요즘 아이들이 자주 찾는 간식은 쉽게 사 먹을 수 있는 패스트푸드, 편의점 음식, 청량음료와 과자 등이다. 문제는, 아무리 영양이 균형 잡힌 식사를 해도 이러한 간식을 자주 먹으면 영양 흡수가 방해되고 건강이 나빠질 수 있다는 점이다.

예를 들어 콜라와 청량음료는 체내의 칼슘과 미네랄을 배출시키고 정상적인 영양의 섭취를 방해한다. 또한 패스트푸드의 재료들은 오랜 기간 냉장 보관되는 경우가 많은데, 냉장고에 오래 보관되었던 육류, 기름으로 튀긴 뒤 냉장 혹은 냉동 상태로 보관된 식품은 산화된 불포화 지방산을 만들어 낸다. 원래 불포화 지방산은 우리 몸에 매우 유익한 작용을 하지만 산화되면 활성산소의 원인이 되고 세포 내 유전자를 손상시킨다. 패스트푸드에는 장기간 보관을 위해 방부제나 인공첨가물이 들어가는데 이 물질들이 뇌세포의 기능을 떨어뜨리고 장내 유익균을 파괴해 결국 신체 건강은 물론 두뇌 활동에도 악영향을 끼치게 된다.

두뇌 발달에 좋은 간식으로 견과류 에너지 바, 그릭 요거트와 시리얼, 토마토와 브로콜리 등이 있다. 특별히 조리할 필요가 없는 간식들인 만큼 눈에 잘 띄는 곳에 둬서 아이가 간식으로 먹을 수 있게 하자.

견과류 에너지 바

견과류에는 오메가-3 지방산이 많이 함유되어 있어 인지 기능과 기억력을 향상시키는 신경전달물질의 기능을 강화한다. 혈관의 기능도 개선하기 때문에 왕성한 에너지가 필요한 아이에게는 좋은 음식이다. 한꺼번에 많이 만들어서 냉장고에 넣어두면 출출할 때 아이가 직접 꺼내 먹을 수 있다.

그릭 요거트와 시리얼

그릭 요거트는 별다른 첨가물을 넣지 않은 순수한 발효 유제품으로 칼슘은 물론 단백질의 함유량이 무척 높아 성장기 뇌세포 발달에 많은 도움을 주는 간식이다. 특히 유제품에 포함된 단백질은 뇌세포 수를 늘리는 것은 물론 세포 손상을 막는다. 또 유제품에 함유된 레시틴은 뇌세포를 재생하는 데 매우 유용하다. 그릭 요거트에 제철 과일과 시리얼을 넣으면 아이들이 좋아하는 간식이 된다.

토마토

토마토에 함유된 리코펜은 뇌세포의 손상에 강력하게 대처하는 물질이다. 실험에 의하면, 리코펜을 매일 섭취한 사람과 그렇지 않은 사람의 두뇌 손상 정도는 상당히 차이가 있는 것으로 나타났다.

토마토는 한입 크기로 잘라 밀폐용기에 보관해 아이들이 먹기 편하게 준비한다. 간혹 아이들이 잘 먹지 않는다고 설탕에 절이는 경우가 있는데, 이는 비타민의 흡수를 방해하고 식욕을 억제하므로 설탕은 넣지 않는 것이 좋다. 토마토

본연의 맛에 친숙해질 수 있도록 자주 조금씩 먹이는 것도
방법이다.

브로콜리

브로콜리는 아이들의 건강식으로 익히 정평이 나 있다.
브로콜리가 두뇌에 좋은 이유는 브로콜리에 들어 있는 비타
민K가 두뇌의 인지 기능을 향상시키고 기억력을 개선하는
효과가 탁월하기 때문이다. 또한 콜린이라는 영양소는 뇌세
포의 성장에 좋고 뇌신경의 연결을 촉진하는 데 매우 중요
한 역할을 한다.[15] 살짝 데쳐서 냉장고에 넣어두고 간식으
로 준다.

시험 전
집중력과 기억력을
높이는 음식들

청소년기는 학업에 열중해야 하는 시기라 두뇌 활동을 활발히 하는 방법을 찾기 마련이다. 그중에서도 음식은 집중력과 사고력에 영향을 끼치기 때문에 신경 쓸 필요가 있다.

시험 보기 전에 소화가 잘되지 않는 음식을 먹으면 소화 기능에 문제가 생기면서 몸이 무겁고 불편해져 학습 능력이 떨어지는 것은 물론 책상 앞에 오래 앉아 있기도 어렵다. 그러니 시험을 앞둔 시기나 시험 전날에는 콩, 두부, 호두, 귤 등 소화가 잘되는 음식을 먹이는 게 좋다. 특히 과일은 스트레스를 완화하고 피로 해소에도 좋아 최적의 몸 상태를 유지하는 효과가 있다. 무엇보다 굴은 '건뇌 식품'이라고 불릴 정도로 두뇌에 좋은 식품이다.

호두: 뇌세포의 활동력 개선, 추론 능력 향상

《영국 영양학회지(British Journal of Nutrition)》에 실린 논문에 따르면, 호두는 참과 거짓을 유추해내는 추론 능력에 크게 관여한다. 논문을 작성한 피터 프리비스(Peter Pribis) 박사는 학생들을 두 그룹으로 나눠서 8주 동안 한 그룹엔 매일 바나나와 빵 두 조각을 먹게 했고, 또 다른 그룹엔 으깬 호두 반 컵을 넣은 빵 두 조각과 바나나를 먹게 했다. 그 결과 호두를 넣은 빵을 먹은 학생들의 추론 능력이 뚜렷하게 향상되었다.

그뿐만 아니라 호두를 하루에 다섯 알씩 10년 정도 섭취했더니 저하됐던 뇌세포의 활동력이 현저하게 개선되었다고 한다.

달걀: 레시틴이 뇌세포를 활성화

달걀에 다량으로 함유된 레시틴은 기억력 증진에 도움이

된다. 레시틴은 신경전달물질인 아세틸콜린의 원료이자 뇌세포의 30%를 차지하는 매우 중요한 성분으로, 뇌세포를 활성화시키고 기억력 강화에 도움을 준다. 또 달걀에는 지방질, 인, 칼슘, 철분, 비타민A, 비타민B$_1$, 비타민B$_2$, 비타민D, 비타민E가 들어 있어서 '완전식품'이라 불린다.

사과: 풍부한 아연이 기억력을 증진

사과에는 아연이 풍부하게 들어 있어서 기억력을 높이는 데 도움을 준다. 또한 케르세틴이라는 항산화물질은 뇌세포 파괴의 가장 큰 원인 중 하나인 코티솔을 크게 줄여준다.

홍삼: 기억력을 증진

홍삼은 대표적인 뇌손상 질환인 치매를 개선할 정도로 기억력 증진에 탁월한 효능이 있다. 국내의 한 방송국에서 실시한 실험에 의하면 홍삼을 장기간 투여한 쥐의 경우 기억력이 좋아져 미로에서 빨리 빠져나올 수 있었다.

블랙베리: 폴리페놀이 두뇌 염증을 예방

블랙베리는 항산화제인 폴리페놀이 다량 함유되어 있다. 폴리페놀은 두뇌에서 염증의 가능성을 줄여주기 때문에 기억력 향상에 도움이 된다. 요거트와 함께 주면 더 맛있게 먹을 수 있다.

초콜릿: 카카오가 기억력과 집중력을 향상

카카오 성분이 70% 이상 함유되어 있는 초콜릿도 좋다. 규칙적으로 소량을 섭취하면 뇌의 혈액 순환을 도와 기억력은 물론 각성도를 높여 집중력 향상에 좋다.

올리브유: 두뇌 교신 활성화로 기억력 증진

음식에 쓰이는 기름은 단연 올리브유가 좋다. 올리브유에는 하이드록시카이로솔이라는 물질이 들어 있는데, 이 물질은 두뇌의 교신을 활발하게 해주어 기억력 향상에 도움을 준다.

시금치 : 엽산, 비타민E, 비타민K가 두뇌 활동 향상

시금치에는 기억력 향상에 도움을 주는 엽산이 들어 있고 비타민E, 비타민K가 함께 들어 있어서 왕성한 두뇌 활동에 도움이 된다. 시금치를 비롯해 대부분의 녹황색 채소들은 두뇌의 활동에 좋은 영향을 준다.

메밀 : 풍부한 단백질이 기력 보강, 정신 정화

메밀은 일반적인 밀가루 음식과는 다르게 단백질이 10% 이상 함유되어 있으며, 곡류에 부족하기 쉬운 필수 아미노산인 트립토판, 트레오닌, 라이신 등이 함유되어 있고 식물성 단백질도 풍부하다. 이러한 영양소들은 장과 위를 튼튼하게 만들고 기력을 보강해 정신을 맑게 만들기 때문에 아이들의 학습력을 높이는 데 도움이 된다.

두뇌 발달을 위해
꼭 챙겨야 하는
영양보충제

유아기와 청소년기는 아직 신체와 두뇌가 완전히 발달하지 않은 시기이기 때문에 무엇보다 적절한 영양 공급이 필수다. 어른이 되어서 건강하고 튼튼한 육체와 잘 발달된 두뇌를 활용해 사회의 일원으로 행복하게 살아가려면 어려서부터 영양을 골고루 섭취해야 한다. 하지만 식사를 통해 필요한 영양을 충분히 섭취하기란 현실적으로 쉽지 않으므로 영양보충제를 통해서 부족한 영양을 보충할 필요가 있다.

오메가-3 지방산, DHA, EPA: 뇌세포를 구성

오메가-3 지방산은 아이들의 두뇌 기능, 특히 학습 능력과 기억력, 주의력, 인지 기능을 향상시키고, 충동 조절에도 효과가 있는 것으로 알려져 있다. 그러나 체내에서 생산되지 않는 데다 등 푸른 생선 등 음식의 섭취만으로는 권장섭취량을 채울 수 없는 만큼 영양보충제의 도움을 받는 것이 좋다. 요즘에는 오메가-3 지방산 특유의 비린내를 제거하고 아이들이 섭취하기 좋은 젤리 형태로 만든 제품들이 있으니 먹여보자.

DHA, EPA도 뇌세포 구성에 활용되는 만큼 두뇌 발달에는 필수적인 영양소다. 체내 흡수의 속도가 매우 빠르기 때문에 섭취한 뒤 일주일이면 곧바로 뇌세포를 구성한다. 그뿐만 아니라 세포막 자체를 부드럽게 만들어 두뇌에서의 정보 전달을 빠르게 한다. 특히 DHA는 기억력과 학습 능력 향상에 좋다.

철분: 산소를 두뇌로 보내는 중요 수단

철분은 '산소의 교통수단'이라고 불린다. 철분이 충분해야

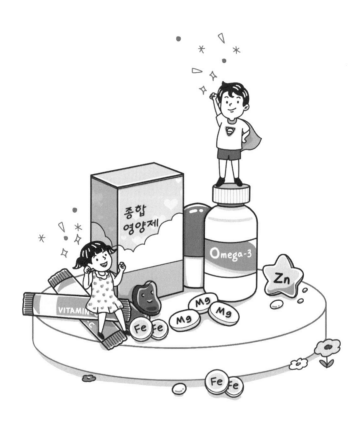

음식으로 필요한 영양소를 충분히 섭취할 수 없다면
영양보충제를 통해서 필요한 영양소를 섭취하는 것이 좋다.

산소가 몸과 두뇌로 원활하게 공급된다.

두뇌에 산소가 원활히 공급되는 것은 매우 중요하다. 만약 아이의 집중력이 현저하게 떨어지거나 무기력한 모습을 보인다면 철분 결핍을 의심해봐야 한다. 이러한 증상은 장기적으로는 육체의 긴장을 증가시키기 때문에 발달 장애로 이어질 수 있으니 부모들의 주의 깊은 관심이 필요하다.

아연: 두뇌 건강을 지키는 숨은 영웅

아연은 피부 조직을 구성하는 매우 중요한 성분의 하나로 인지 기능 발달에도 관여한다. '아이들의 두뇌 건강을 지키는 숨은 영웅'이라고 불릴 정도다.

아연은 우리 몸 속에 있는 수백 가지의 효소를 돕고 있다. 특히 두뇌 효소의 경우 아연이 충분하게 공급되지 않으면 기억력이 저하되고 산만함, 주의력 결핍 등의 증상이 나타나며, 이는 정상적인 두뇌 발달을 저해한다. 또한 우울증이나 두통 등이 생길 수 있으며, 청소년기에 아연이 부족하면 운동 근육이 정상적으로 발달되지 않는다.

아연은 섭취량의 20%만 흡수된다. 이는 다량의 아연을 섭취해야 인체에 필요한 양이 충족될 수 있다는 뜻이다. 아연은 굴에 많이 들어 있지만 아이들이 굴을 좋아하지 않으니 필요량을 채우기는 아주 힘든 일이다. 따라서 건강기능식품이나 영양보충제로 보충해주는 것이 좋다.

비타민B군과 비타민C: 두뇌의 정보 전달력을 향상

비타민은 인체와 두뇌의 에너지원이 되거나 조직을 구성하는 영양소는 아니지만 신경전달물질을 합성하기 때문에 두뇌가 정보를 원활하게 주고받을 수 있게 해준다. 여러 비타민 중에서도 특히 두뇌 활동에 많이 관여하는 비타민은 B군과 C이다.

두뇌 회전이 느리고 행동이 민첩하지 않은 아이라면 이러한 비타민이 부족한 것은 아닌지 주의를 기울여야 한다. 비타민은 집중력과 운동 능력에 관여하는 신경전달물질과도 관련이 있기 때문이다.

마그네슘: 세포의 에너지 생성

마그네슘은 아연과 마찬가지로 두뇌 효소가 크게 의존하는 영양소다. 마그네슘은 주로 세포의 에너지를 생성하는 역할을 하기 때문에 결핍되면 공격적인 행동이 나타나거나 집중력이 떨어진다. 심하면 자폐증, 학습 장애까지 유발된다. 마그네슘은 실제 정신질환 치료에 중요한 영양소로 그만큼 두뇌에 매우 중요한 물질이라 할 수 있다.

마그네슘의 주요 공급원은 채소, 두부, 씨앗, 견과류 등이다. 하지만 대부분의 아이들이 이런 음식을 좋아하지 않기 때문에 결핍될 가능성이 높다. 이러한 마그네슘 결핍을 막기 위해서는 먼저 아이들의 편식 습관을 고쳐야 하며, 보조 방법으로 영양보충제를 섭취할 필요가 있다.

종합영양제 : 육류 섭취가 적다면 필수

아이의 영양 상태가 나쁜 경우, 혹은 엄마가 채식주의자라서 아이에게 육류를 잘 먹이지 않는 경우에는 종합영양제를 섭취해 부족한 영양소를 반드시 보충해야 한다. 특히 육류나 달걀의 섭취가 줄면 비타민B$_{12}$ 등이 현저하게 부족해져 빈혈을 일으키거나 성장에 방해가 된다.

어떤 영양소든 우리 몸에 결핍되면 당연히 두뇌 발달에도 부정적인 영향을 미친다.[16]

PART 3

두뇌의 구조를
개선하는
신체 활동 돕기

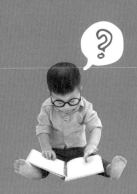

산만하거나 집중력이 부족하다는 이유로 아이를 야단 치는 건 현명하지 못한 행동이다. 아이의 잘못이 아니라 허약한 신체가 아이를 산만하고 집중력이 없도록 만들기 때문이다. 충분히 운동할 수 있는 환경을 만들어주고 아이에게 맞는 신체 활동(운동)을 찾아 꾸준히 실천할 수 있도록 돕는 것이 가장 중요하다.

적절한 신체 활동은
두뇌를
활성화시킨다

신체 활동과 두뇌 발달은 큰 관련이 없어 보이지만 사실은 전혀 그렇지 않다. 두뇌 역시 신체의 일부라는 점을 생각한다면 아이들이 신체 활동을 어떻게 하고, 얼마나 규칙적으로 하느냐는 두뇌 발달에 결정적인 영향을 미치기 때문이다.

두뇌 연구의 권위자인 미국 하버드대 존 레이티 교수는 "신체와 정신은 하나이며 운동의 진정한 목적은 두뇌의 구조를 개선하는 것"이라고 말했다. 두뇌 활동을 촉진하는 중요한 요소가 신체 활동, 즉 운동이라는 것이다. 그러니 자녀가 산만하거나 집중력이 부족하다면 아이에게서 원인을 찾기 전에 주변에 평소 몸을 많이 움직일 만한 환경이 조성되어 있는지를 살펴서 개선하는 것이 낫다. 더불어 신체 활동(운동)이 두뇌 발달에 어떤 영향을 미치는지를 알고 아이에게 맞는 운동법을 찾아주는 노력을 함께 하는 것이 아이의 두뇌 발달을 돕고 산만함을 개선하는 지름길이다.

두뇌를 전반적으로 활성화한다

우선 신체 활동(운동)은 두뇌를 전반적으로 활성화한다. 두뇌의 구조를 바꾸는가 하면, 특정 두뇌 영역의 능력을 가속화하고 다른 영역과 서로 영향을 주고받아 두뇌 전체를 활성화한다.

신체 활동(운동)을 하면 일명 '뇌신경 성장 유도 인자'라고 불리는 BDNF가 활성화된다. 이것은 나무를 잘 자라게 하는 촉진제처럼, 두뇌의 신경세포가 잘 자랄 수 있도록 해주는 물질이다. 이는 뇌의 시냅스 연결을 가속화함으로써 두뇌 발달을 돕는다.

두뇌 속의 혈류량을 늘린다

신체 활동(운동)이 좋은 또 하나의 이유는 두뇌 속의 혈류량을 증가시킨다는 점이다. 신체 활동(운동)을 꾸준히 하는 아이의 두뇌를 관찰하면 뇌혈관이 보다 뚜렷하게 관찰될 뿐만 아니라 혈관으로 들어가는 혈액의 양이 늘어나는 것을 알 수 있다. KIST 신경과학센터 김종현 박사는 이렇게 설명한다.

"운동을 하면 두뇌에 공급되는 혈액의 양이 증가하고 혈액 속에 포함된 많은 성장 인자들이 뇌신경세포의 발생과 성장을 촉진시키는 것으로 파악된다."[17]

우울감을 줄여준다

신체 활동(운동)은 우울증 치료에도 효과가 있다. 신체 활동(운동)을 해서 두뇌의 혈류량이 증가하면 우울증 치료제인 프로작을 먹은 것과 같은 효과가 나타난다. 특히 청소년기에 공부에 대한 심리적 압박이 심한데, 힘들고 우울할 때 몸을 움직여 운동을 하면 두뇌가 활성화되면서 세로토닌과 도파민의 분비량이 늘어나 행복감과 심리적인 활력이 느껴지고 어려운 과제에 도전할 수 있는 동기와 에너지가 생긴다. 우울한 기분이 떨쳐지는 건 기본이다.

학습 능력이 좋아진다

신체 활동(운동)은 두뇌의 균형적인 발달을 도와 아이들의 학습 능력에도 긍정적인 영향을 미친다. 이에 대해 뇌균형 운동치료센터 밸런스브레인의 변기원 대표원장은 이렇게 말한다.

"아이들에게 공부를 시키는 것도 중요하지만 운동을 간과해서는 안 된다. 두뇌가 완벽하게 발달하지 않은 성장기 아이들이 책만 보면 시각 인지가 떨어지고, 이는 두뇌 발달의 불균형으로 이어진다. 아이가 집중하지 못하면 산책이나 등산 등을 통해 대근육(중심근육) 운동을 해주는 것이 좋다."[18]

특히 일주일에 3번, 30분씩 몸을 움직여 활동을 하면 학습력과 집중력이 무려 15% 이상 좋아진다는 실험 결과가 있다. 또한 미국 일리노이주 네이퍼빌고등학교에서는 수업을 시작하기 전 0교시를 체육 수업으로 배정하고 운동을 하도록 했다. 그 결과 체육 수업에 참여했던 아이들의 주요 과목 성적이 놀라울 정도로 향상되었고, 전 세계 학생들이 참여하는 수학 및 과학 학업 성취도 국제 비교평가(TIMSS)에서 수학 5위, 과학 1위라는 성과를 올렸다.[19]

운동이 이처럼 놀라운 학습 효과를 발휘하는 것은 아이들의 두뇌 크기와 구조를 변화시키기 때문이다. 고려대학교 농구팀이 어렸을 때부터 운동을 해온 농구선수들과 일반 대학생의 두뇌를 MRI 촬영을 통해 비교해보니 농구선수들의 소뇌가 평균 14% 더 큰 것으로 나타났다. 크기가 커진 부위는 눈과 손의 협응 능력을 관장하는 부위로, 글씨를 쓰거나 그림을 그릴 때 중요한 역할을 한다. 이에 대해 고려대 의대 해부학 교실의 유임주 교수는 이렇게 설명했다.

"꾸준한 운동은 소뇌를 활성화시켜 인지 기능을 높이고 균형 감각을 회복해 청소년들의 학습 능력에 매우 중요한 영향을 미친다."

두뇌 가소성을 높여준다

신체 활동(운동)은 '두뇌 가소성'을 높여주는 역할도 한다. 두뇌 가소성이란 한마디로 두뇌의 유연성을 말한다. 두뇌의 유연성은 기억력, 신체 조정 등에 관여하면서 두뇌 발달에 큰 영향을 끼친다. 두뇌 가소성이 높은 아이들은 주어진 상황에 좀 더 유연하게 대처하면서 문제를 해결하고, 적응력도 빠른 것으로 나타났다.

수년 전까지만 해도 우리나라에서 '뛰어노는 것'은 그리 큰 주목을 받지 못했다. 그저 아이들이니까 뛰어노는 것이 당연하다고 인식했다. 그래서 부모들은 어떻게 해서든 아이들을 책상 앞에 오래 앉혀놓고 공부를 시켰다. 하지만 이는 아이들의 정상적인 두뇌 발달을 오히려 막을 뿐이다. 아직 전혀 준비가 되지 않은 땅에 각종 작물을 심고 물을 퍼붓고 독한 농약을 뿌리는 것과 같다. 장기적인 관점에서 봤을 때 비옥한 토양을 만드는 것이 우선이다. 땅이 비옥하면 어떤 작물을 심든 모두 건강하게 자란다. 신체 활동(운동)이 바로 우리 아이들의 신체 건강과 두뇌 발달을 위한 비옥한 토양 다지기임을 잊지 말자.

아이의 나이에 따라 필요한 신체 활동이 다르다

●

영유아처럼 아이가 너무 어리면 '운동'이라고 할 만한 신체 활동을 하지 못한다. 빨리 뛰지도 못하고 정교한 행동도 하지 못하기 때문이다. 그렇다고 영유아들이 운동을 전혀 못 하는 것은 아니다. 혼자서 몸을 움직이거나, 부모와 함께 하는 놀이가 유아들에겐 운동이 된다. 영유아들이 놀이를 할 때 두뇌에서는 어떤 일들이 벌어질까? 그리고 영유아들에게 좋은 신체 놀이로는 무엇이 있으며, 어떻게 유도해야 효과적일까?

부모와의 신체 놀이는 집중력을 강화한다

아이가 태어나서 처음으로 하는 신체 놀이이자 운동이 있다. 바로 '흉내 내기'다. 부모들은 영유아의 흉내 내기가 그들만의 신체 놀이라고는 거의 생각하지 못한다.

영유아들이 흉내 내기를 할 수 있는 것은 인간의 두뇌에 거울 뉴런이 있기 때문이다. 영유아들은 다른 사람들의 표정을 보면서 그대로 흉내를 내고 그 과정을 반복하며 신경 회로를 만든다. 이 과정이 많을수록 신경회로가 더 많아져 똑똑해진다. 말을 못 하는 영유아일지라도 얼굴 표정과 소리, 손짓으로 충분히 신체 놀이를 할 수 있으며, 이를 통해 부모와 소통하고 두뇌를 발달시킨다.

영유아기를 지나 걷고 뛰기 시작하면 그때부터 신체 놀이는 정교해지고 두뇌는 도파민 시스템을 강화한다. 특정 과제를 수행할 때마다 아이들의 두뇌에서는 도파민이 분비되고 의욕이 자극되면서 목표에 집중하게 된다. 이 과정을 통해 전두엽의 기능이 상당히 강화되면서 사고력과 판단력, 이해력 등 학습과 관련된 기본적인 두뇌 발달이 이뤄진다.

아이들이 부모와 함께하는 신체 놀이도 두뇌 발달과 중요한 관련이 있다. 서로 부딪치고 도망가고 잡고 올라타는 신체 놀이를 통해 집중력과 감정 조절력이 강화된다. 아주 간단해 보이는 말뚝박기나 줄다리기도 효과가 있다. 신체 놀이를 통해 몸과 마음이 흥분되고 부모와 심리적 유대감이 강화되는 경험은 집중력과 긍정심의 토대가 된다.

결과적으로, 신체 놀이를 하면 흥분의 유발과 억제, 동적 에너지의 발산과 차분한 집중력이 조화를 이루면서 아이의 두뇌가 균형적으로 발달한다. 실제 일본의 한 초등학교에서는 저학년 아이들에게 체육 시간마다 5분씩 씨름을 하게 했더니 수업 시간의 집중력이 향상되었다고 한다.[20]

역할 놀이나 목마 태우기 같은 신체 놀이도 두뇌 발달에 효과가 좋다. 역할 놀이의 경우 특정한 상황에 처한 자신의 모습을 상상하고 그에 맞는 단어로 자신이 어떻게 행동해야 할지를 결정하는 생각의 힘을 길러준다. 목마 태우기는 공간 지각력을 월등히 향상시킨다.

놀이 형태의 스트레칭도 아이들에게 도움이 된다. 유아의 경우 에너지가 지나치게 소모되는 운동은 하기가 힘들기 때문에 간단한 스트레칭이 좋다. 어릴 때부터 스트레칭을 하면 자신의 몸에 대한 관심이 커지고, 자라면서 배우는 복잡하고 어려운 동작도 자연스럽게 익힐 수 있다. 목, 가슴과 등, 팔다리, 허리, 허벅지, 무릎 관절 등을 대상으로 다양한 스트레칭을 하고 일주일에 최소 3회 정도 하면 효과가 있다.

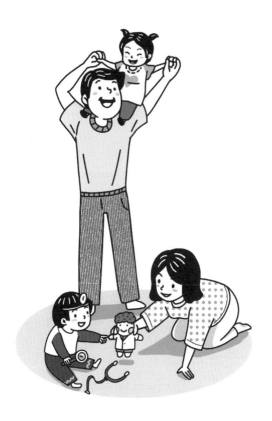

아이들은 부모와의 신체 놀이를 통해 몸과 마음이 흥분되고
부모와 심리적 유대감이 강화되는 경험을 한다.
이는 집중력을 높여주고 긍정심을 강화하는 효과가 있다.

이 과정에서 부모들이 잊지 말아야 할 것이 있다. 결과보다 과정을 중요시하는 태도다. 부모들이 볼 때 아이들이 하는 신체 놀이와 운동의 결과가 기대에 못 미치겠지만 어른의 잣대를 들이대 '잘했다, 못했다'를 평가해서는 안 된다. 중요한 것은 '아이의 눈높이'에서 아이의 행동을 보아야 한다는 것이다. 아이가 무언가를 시도하고 의욕을 불태우고 집중력을 발휘한다는 사실에 의미를 두어야 한다.

정해진 시간에 규칙적으로 놀아주는 것도 중요하다. 엄마 아빠와 노는 시간이 일정하면 그 시간에 대한 기대감에 친밀감과 유대감이 배가 되고, 스스로 어떻게 놀지를 계획하며 심리적 안정감을 느낀다.[21]

발달 시기별 두뇌 발달 놀이[22]

영유아기에는 손을 이용한 놀이가 좋다. 손놀림은 두뇌 발달과 직결되기 때문에 IQ와 연관성이 매우 높다. 더불어 신체를 자극하는 놀이를 병행해 호기심을 자극하면 우뇌와 좌뇌가 동시에 발달하면서 창의력과 사고력이 발달한다.

■ 신생아 ~ 생후 6개월

신생아는 아직 손을 자유자재로 움직일 수 없기 때문에 음악과 모빌 등으로 청각과 시각을 자극하는 놀이가 좋다. 생후 5개월이 넘어서부터는 손으로 사물을 잡을 수 있으니 촉각을 자극할 수 있는 물건과 다양한 색깔의 공, 주사위 등을 쥐여주면 아기들이 즐거워한다.

■ 생후 7~ 12개월

생후 7개월이 지나면서 아기는 양손을 좀 더 자유롭게 사용할 수 있다. 한쪽 손에 쥐고 있던 물건을 다른 손으로 옮길 수 있으며, 양손을 모두 써서 물건을 쥘 수도 있다. 그러니 소리가 나는 딸랑이나 공 등으로 놀아줄 수 있다.

서서히 치아가 발달하는 시기이므로 입으로 빨면서 질감을 확인할 수 있는 놀이 도구도 좋다. 장난감이 있는 곳까지 기어가고 싶은 욕구를 자극하는 것도 두뇌를 발달시키는 하나의 방법이다.

■ 생후 13 ~ 18개월

서서히 걷기 시작하며, 집 안 물건들에 관심을 가지는 시기이다. 이때부터는 조금 더 복잡한 놀이 도구를 마련할 필요가 있다. 누르면 튀어나오는 인형으로 놀이를 하거나 큰 단추 채우기, 지퍼 열고 채우기, 도형 끼우기 등을 놀이 도구를 활용해 할 수 있다.

■ 생후 19 ~ 24개월

점점 더 운동 신경이 발달하는 시기이다. 걷는 것은 물론 달리고 뛰어오르는 능력까지 함께 발달하기 때문에 놀이터에 데리고 나가서 적극적으로 놀아주는 것이 좋다. 블록 놀이나 퍼즐 맞추기, 낙서 등을 하면 소근육이 발달한다. 대소변을 가리는 시기이므로 장난감 변기도 준비한다.

■ 생후 25 ~ 36개월

그림 그리기와 노래, 춤 등에 푹 빠질 수 있는 시기이다. 따라서 언제든지 그림을 그릴 수 있도록 스케치북과 크레파스를 준비해둔다. 리듬감을 느낄 수 있는 악기를 함께 연주하는 것도 좋다. 역할 놀이도 할 수 있어서 병원 놀이 혹은 소꿉놀이를 함께 해도 좋다.

■ 만 3 ~ 4세

숫자 개념이 생기기 시작하고 어휘 역시 발달하는 시기이다. 또래 아이들과 함께 놀면서 사회성을 기를 수 있다. 가위로 색종이를 자르거나 종이를 접으면서 놀고, 학습과 직접 연관된 장난감으로 놀 수도 있다.

■ 만 5 ~ 7세

본격적인 신체 놀이가 가능한 시기이며, 보다 정밀한 역할 놀이를 통해 사고력을 향상시킬 수 있다. 공을 주고받으면서 눈 맞춤을 유도하고, 대화를 함으로써 집중력을 키울 수 있다. 천이나 담요의 양끝을 꼰 후 부모가 한쪽 끝을 잡고 아이는 다른 쪽 끝에 매달려 빙글빙글 돌려주는 놀이로 공간 지각력을 향상시킬 수 있다. 바나나 자르기, 도넛 만들기 등의 음식 놀이를 통해 정서적인 안정을 꾀할 수도 있다.

■ 만 8 ~ 10세

이 시기에는 보다 지적인 놀이가 가능하다. 카드놀이를 통해서 판단력, 집중력을 향상시키고, 촉감이 부드러운 지점토로 다양한 모양을 만듦으로써 창의력 향상을 꾀할 수도 있다. 끝말잇기를 하면 새로운 단어를 계속해서 생각해야 하므로 기억력이나 승부 근성을 향상시킬 수 있다.

상황 놀이는 감정을 조절하는 능력을 키워준다. 화가 났을 때, 기분이 나쁠 때, 즐거울 때 어떤 동작으로 표현할 것인지를 무작위로 뽑아서 상황에 맞게 행동하면 된다.[23]

영유아기, 엄마와의 대화로
두뇌가 쑥쑥 발달한다

영유아기에는 엄마와의 대화가 두뇌를 직접적으로 발달시킨다. 미국 스탠퍼드대 의대 행동과학 및 정신과의 대니얼 에이브럼스 교수와 신경과학과 비노드 메논 교수는 IQ가 80~120인 아이들에게 엄마의 목소리와 제3자의 목소리를 들려주면서 두뇌 활동을 촬영했다. 그 결과 엄마의 목소리를 들었을 때 두뇌의 사고 영역, 정서 영역 등 다양한 영역이 자극됐다. 연구팀은 또 아이들과 엄마와의 대화 시간과 그에 따른 학교 성적, 사회적 관계 등도 조사했다. 그 결과 엄마와의 대화 시간이 많을수록 학교 성적이 좋고 다른 아이들과의 사회적 관계도 좋은 것으로 나타났다. 에이브럼스 교수는 "엄마와의 상호작용이 중요한 영유아기에 엄마와의 대화가 적으면 두뇌 발달에 악영향을 끼칠 수 있다"는 결론을 내렸다.

하지만 요즘은 아이들이 엄마와 대화할 수 있는 시간이 점점 줄고 있다. TV와 스마트폰의 영향이 큰데, 그럴수록 엄마가 반드시 시간을 내 아이들과 대화를 해야 한다.

대화하는 시간만큼 대화하는 방법도 중요하다. 엄마가 아이의 감정을 살피고 엄마 자신의 감정을 솔직하게 표현하는 것, 원하는 것을 말하고 함께 대안을 찾는 과정에서 아이는 엄마와의 진정한 상호작용, 의사소통, 유대감을 느낄 수 있다.

장점을 살리고
단점은 보완하는
성향별 운동 처방

신체 활동(운동)은 아이들의 몸을 건강하게 만드는 것을 넘어 성격을 교정하거나, 두뇌 발달에서 부족한 부분을 보완할 수 있는 아주 훌륭한 수단이다. 또한 정서적인 안정감과 평상시에 기르지 못한 정신력을 길러주기도 한다. 특히 창의성에도 대단히 긍정적인 영향을 주는데, 이미 국내외의 많은 학자에 의해 검증되어 '운동을 꾸준히 하면 창의성이 향상된다'가 학계의 정설이 되었다.

그런데 정작 부모들은 이러한 내용을 아직 인식하지 못하고 있다. 아이들의 신체 활동(운동) 시간을 충분히 마련해 특화된 활동을 하도록 돕는다면 두뇌 발달에 많은 도움이 될 텐데 말이다.

창의력 향상에 도움이 되는 운동

아이들은 어느 정도 성장하면 사회적으로 용인되는 기준 안에서만 자신을 표현하거나 모방하는 경우가 많다. 이러한 습관이 들면 창의성과는 점차 멀어지게 된다. 하지만 자유롭게 자신을 표현할 수 있는 체육 활동은 주어진 정보를 종합하고 조직화하는 것은 물론 새로운 방향으로 발전시킨다. 또한 창의성을 구성하는 유창성, 독창성, 정교성, 개방성 등이 함께 발달한다.

다양한 체육 프로그램 중에서도 표현 활동과 창작무용이 창의력 향상에 도움이 된다. 타인을 일방적으로 모방하는 태도를 버리고 자기 고유의 능력과 개성에 중점을 둘 수 있기 때문이다. 그러나 꼭 무용이라는 형태가 아니어도 자신을 즉흥적으로 표현해보거나 주어진 상황에서 순발력을 발휘해야 하는 활동이라면 창의성을 기르는 데 도움이 된다.

한국메사연구소가 '창의성에 영향을 주는 요인'을 분석한 결과 취학 전 아이들에게 발레, 태권도 등 자기표현 운동을 시키는 경우에 분석력이 높아지는 것을 확인했다. 무용학원에 다니는 아이들은 분석력 수치가 3.0 만점에 2.71점 정도였지만, 무용학원에 다니지 않은 아이들은 1.95점에 불과했다. 분석력은 창의성을 구성하는 매우 중요한 능력이다. 창의성을 발휘하기 위해서는 기존 것에 대한 면밀한 분석이 선행되어야 하기 때문이다. 연구를 진행한 정미숙 소장은 이렇게 말했다.

"창의성 중에서 분석력은 사물을 심층적으로 보는 능력이다. 언어 표현이 자유롭지 않은 유아들에게 신체를 이용해 자신의 느낌이나 생각을 표현하게 하는 것이 창의성을 높이는 결과를 가져온 것이다."[24]

자유롭게 자신을 표현하는 체육 활동으로 창의성을 기를 수도 있지만, 평소에 사용하지 않던 두뇌 영역을 종합적으로 사용하는 신체 활동(운동)도 창의성을 기르는 데 도움이 된다. 예를 들어 '뒤로 걷기'가 있다. 일반적으로 '앞으로 걷기'는 거의 무의식적으로 이뤄지기 때문에 그 자체로 두뇌를 자극한다고는 볼 수 없다. 하지만 평소에는 전혀 하지 않던 뒤로 걷기를 하면 기존의 무의식적 걷기 상태에서 벗어나 좌뇌와 우뇌를 동시에 사용할 수 있어 창의성을 키우는 데 도움을 준다.

저글링도 좋다. 저글링은 매우 섬세하게 두뇌를 써야 하는 운동으로, 손과 두뇌가 동시에 가동되어 둘 사이에서 정보 교환이 빠른 속도로 이루어진다. 추론, 예상, 판단이 신속하게 이뤄지면서 두뇌가 활성화된다.[25]

부족한 성향을 보완하는 운동

아이들은 성향이 다양하다. 학습 능력은 뛰어나지만 도전 정신이 부족한 아이가 있고, 모든 일에 적극적인 아이도, 유난히 계획 없이 즉흥적으로 행동하는 아이도 있다. 이런 경우에는 다양한 신체 활동(운동)을 통해 균형적으로 두뇌를 발달시키면 부족한 부분을 보완할 수 있다.

신체 활동(운동)이 아이들의 정서와 행동에 영향을 미친다는 사실은 이미 검증되었다. 이스라엘의 텔아비브대학교 연구팀은 신체 활동(운동)이 아이들의 정서와 행동에 미치는 영향을 실험했다. 텔아비브 인근 지역 25개 학교 총 650여 명의 어린이를 두 그룹으로 나눈 뒤 한쪽 그룹에만 일주일에 3회씩 농구, 축구 등의 운동 프로그램을 진행했다. 24주 후 아이들의 정서 지능을 측정한 결과 운동 프로그램에 참여한 아이들은 자기 조절 및 자기 관찰, 문제 해결 면에서 뛰어난 능력을 보였다. 아이들의 공격성도 낮아져 정서 상태가 긍정적으로 변화된 것이 확인되었다. 결국 아이들에게 꾸준히 신체 활동(운동)을 시키면 정서적·심리적 문제가 상당 부분 교정된다는 것이 입증된 것이다.

그렇다면 부족한 성향을 보완하고 교정할 수 있는 신체 활동(운동)에는 어떤 것이 있을까?

■ 성취감이 부족할 때

성취감이 부족한 아이들에게는 수영과 등산이 제격이다. 이 두 운동은 모두 특정 지점까지 가야만 하기 때문에 인내심과 끈기를 키울 수 있다. 또한 도착지에서 자신이 지나온 길을 되돌아보면서 '나도 할 수 있구나!'라는 성취감과 자신감을 느낄 수 있다. 놀이터나 동네에서 간단히 할 수 있는 신체 활동(운동)으로는 줄넘기와 제기차기가 있다. 목표치를 정하고 그 목표치를 계속 갱신하면 성취감이 더욱 커진다.

■ 집중력과 사고력이 부족할 때

집중력과 사고력이 부족한 아이들에게는 오리엔터링이 좋다. 오리엔터링은 지도와 나침반을 가지고 특정 지점까지 찾아가는 신체 활동이다. 최단거리로 목표 지점에 도착해야 하기 때문에 집중해서 생각을 해야 하며, 이동 중에도 계속해서 자신의 위치가 맞는지를 확인하며 계획과 전략을 실천해야 한다.

■ 협동심이 부족할 때

친구들과의 협동심이 부족한 아이들은 팀 단위로 하는 운동에 자주 참여하면 좋다. 특히 네트를 사이에 두고 하는 배드민턴이나 테니스, 배구 등은 같은 팀원과 협력하지 않으면 이길 수 없는 게임이다. 동료에 대한 배려나 자신의 감정을 조절하는 법도 함께 익힐 수 있다.

■ 도전정신이 부족할 때

도전정신이 다소 부족한 아이들의 경우에는 겨울 스포츠인 스케이트와 스키가 좋다. 스케이트는 빙판 위에서 하는 신체 활동으로, 균형을 잡고 더 멀리 나아가고자 하는 도전정신을 기를 수 있다. 스키는 점점 고난도의 코스로 옮겨가는 운동이기 때문에 성취감과 도전정신을 자연스럽게 기를 수 있다.

░░ 성향별 추천 신체 활동(운동)

성향	특징	추천 신체 활동(운동)
단순 소심형	적극적이지 못하고 내성적이며 도전정신과 경쟁의식이 부족함	배드민턴, 스키, 스케이트
소심 허약형	체력이 부족해 매사에 의욕이 없고 친구에게 소외당하는 일이 잦음	축구, 농구, 배구, 배드민턴
즉흥형	적극적이고 활달하나 계획 없이 즉흥적으로 행동함	오리엔티어링, 볼링, 자전거 하이킹
주의산만형	활발하지만 집중력이 약하고 산만함	탁구, 배드민턴, 수영
단순 집착형	하고 싶은 일에만 몰입하고 고집을 부림	축구, 야구, 배드민턴
태만형	적극성이 부족하고 모든 일에 게으름	등산, 배드민턴, 축구, 수영
책임감 부족형	해야 할 일을 자주 잊거나 의도적으로 피함	줄넘기, 제기차기, 수영
적극 참여형	매사에 집중력이 좋지만 쉬운 운동을 지겨워함	스케이트, 축구, 농구

※ 출처 : 김슬기, '초등생 정서 발달에 좋은 운동은', 중앙일보, 2011. 12. 2.

PART 4

밤잠 자는 시간
충분히
활용하기

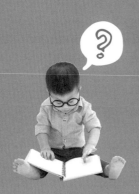

수면을 취하기에 가장 적절한 시간은 숙면을 유도하는 호르몬인 멜라토닌이 가장 많이 분비되는 밤 10시에서 새벽 2시 사이이다. 이 시간에 잠을 푹 자야만 두뇌가 발달할 수 있다. 만약 충분히 자지 못하면 두뇌 발달이 지체되는 것은 물론이고 비만해질 가능성도 상당히 커진다. 비만이 시작되면 아이들의 두뇌 발달은 더뎌지고 학습 능력도 떨어지고 만다.

아이의 밤 시간은
낮 시간보다
중요하다

과거에는 입시를 앞둔 학생들과 그 부모들 사이에서 '4당 5락'이 당연하게 받아들여졌다. 4시간을 자면 좋은 대학에 붙고 5시간을 자면 떨어진다는 뜻으로, 잠자는 시간을 최대한 줄여가며 공부를 해야만 시험에서 좋은 성적을 얻을 수 있음을 표현한 말이다. 언뜻 들으면 그럴듯하게 들리지만, 실제로는 정반대다. 규칙적으로 자고 푹 자는 학생이 시험 결과가 더 좋다는 사실이 다양한 조사와 연구 결과를 통해 증명되고 있다.

2011년 한국수면학회에서는 인천 지역 중고생 2,383명의 하루 평균 수면 시간과 학원에서 보내는 시간, 그리고 학교 성적을 종합적으로 분석했다. 그 결과 상위 30%의 학생들이 그렇지 않은 학생들보다 수면 시간이 더 길었다.

해외 실험에서도 같은 결과가 나왔다. 지난 2012년 캐나다 몬트리올 맥길대학교 연구팀은 34명의 어린이를 두 그룹으로 나누어 한쪽 그룹은 하루에 1시간을 더 자게 하고, 다른 그룹은 1시간을 덜 자도록 했다. 물론 낮잠은 재우지 않았다. 5일 후 두 그룹의 '코너스 척도 검사'를 했다. 이는 ADHD 여부를 알아보는 검사로 수치가 높을수록 주의력과 집중력이 떨어진 상태라고 보면 된다. 수면 시간을 1시간 줄인 아이들의 경우 코너스 척도가 50에서 54로 높아진 반면, 수면 시간을 1시간 늘린 아이들은 코너스 척도가 50에서 47로 떨어졌다. 이 아이들을 관찰한 교사들조차 '수면 시간을 줄인 아이들이 충동적이고 불안한 모습을 보였다'라고 말했다. 이러한 성향은 당연히 학습 능력 저하로 이어질 수밖에 없다.

서울수면센터 한진규 원장은 "잠을 잘 자면 IQ가 높아진다"고까지 말한다.

"3~4세 아이들 중 낮잠을 잘 자는 아이가 일반적으로 적응력도 뛰어나다. 총 수면 시간이 긴 아이들이 그렇지 않은 아이

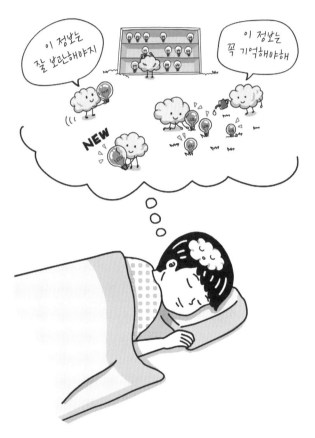

밤에 잠을 자는 동안 두뇌는 낮 동안 오감을 통해 얻은 정보들을
장기기억으로 전환시키고 학습한 내용을 정착시킨다.

들보다 IQ가 더 높고, 쌍둥이라고 하더라도 10세 정도가 되면 잠을 많이 잤던 아이가 읽기 능력과 어휘력, 이해력 등에서 덜 잤던 아이보다 점수가 높게 나온 연구 결과도 있다."[26]

아이들도 낮 시간에는 두뇌 활동량이 어른만큼이나 많다. 호기심을 가지고 끊임없이 세상의 정보를 접하고 처리한다. 그렇기 때문에 밤에는 잠을 푹 자서 두뇌가 쉬게 해야 한다. 만약 두뇌의 휴식 시간이 부족하면 과열 상태가 되어 뇌세포가 손상을 입고 만다.

밤에 잠을 자는 동안 두뇌는 낮에 오감을 통해 얻은 다양한 정보들을 장기기억으로 전환시키고 학습한 내용을 확고하게 정착시킨다.[27] 그런 점에서 규칙적이고 충분한 밤잠은 학습 능력을 높이는 필수 과정이다. 더불어 밤잠은 신체를 회복시키고 면역력에도 깊이 관여해 신체와 두뇌를 최적화한다. 다만 잠자는 시간은 반드시 규칙적이어야 한다. 그렇지 않으면 생체리듬이 교란되고 인지 발달이 저해되기 때문에 두뇌 발달에 치명적이다.

잠을 많이 자는 사람을 게으르다고 하거나, 잠을 많이 잘수록 공부를 못한다는 인식은 편견일 뿐이다. 오히려 잠을 잘 자는 것은 집중력과 기억력이 좋아지고, 면역력까지 강화되는 소중한 습관이라고 볼 수 있다.

잠을 푹 자는
습관 키우기

아이들의 숙면을 돕기 위해 부모가 알고 실천해야 하는 것들은 다음과 같다.

● 늦은 시간까지 TV를 보거나 책을 읽는 것, 잠자리에서 스마트폰을 보는 습관은 수면을 방해하니 중단해야 한다.

● 부모가 늦게까지 깨어 있으면 아이들도 부모를 따라 늦게까지 깨어 있게 된다. 온 가족이 규칙적인 시간에 잠드는 습관을 들여야 아이도 자연스럽게 따라 한다.

● 1만 룩스 정도의 블루 파장의 수면등을 준비한다. 이 정도 밝기의 전등은 주변의 환경을 안락하고 편하게 만들고 세로토닌 분비를 촉진한다.

● 저녁에는 단백질 위주의 식사를 해서는 안 된다. 단백질에는 두뇌를 각성시켜 숙면을 방해하는 아미노산이 함유되어 있기 때문이다. 반면 유제품에는 수면 유도 호르몬인 멜라토닌을 생성하는 트립토판이 함유되어 있다. 잠이 잘 오지 않으면 따뜻하게 데운 우유 한 잔을 마시는 것이 도움이 된다.

● 저녁밥을 먹고도 밤이 되면 배가 고프다고 하는 아이가 있다. 밤에는 간식을 먹지 않는 것이 좋지만, 어쩔 수 없는 경우라면 과일이나 시리얼 등 위에 부담을 주지 않는 음식을 주는 것이 좋다.[28]

잠을 잘 자면
해마가
더 커진다

두뇌의 가장 안쪽에 자리잡은 해마는 학습과 기억, 새로운 정보에 대한 인식 등 두뇌 발달에 매우 중요한 역할을 하는 영역이다. 부피가 클수록 활동량이 많고 기능이 더 뛰어나기 때문에 해마의 부피는 평생의 학습 능력과도 관련이 있다. 그런데 이 해마의 부피를 키우는 것이 바로 수면이다. 한마디로 잠은 우리 두뇌에 줄 수 있는 보약 중의 보약이다.

일본 도호쿠대 연구팀은 잠과 해마의 부피 사이의 관계를 연구해 〈일본 신경과학회〉에 논문을 발표했다. 연구팀은 2008년부터 4년 동안 5~18세 어린이와 청소년 290명의 평균 수면 시간과 해마의 부피를 조사했다. 그 결과 평균 수면 시간이 10시간 이상인 어린이가 평소 7시간을 자는 어린이보다 해마가 10% 더 컸다.

아이들이 잠자기에 가장 적절한 시간은 밤 10시부터 새벽 2시 사이이다. 이 시간에는 숙면을 유도하는 호르몬인 멜라토닌이 가장 많이 분비되기 때문에 이 시간에 잠을 자면 두뇌 발달에 도움이 된다. 의학적으로 아이들의 필수 수면 시간은 2세 이하는 최소 13시간, 4세는 11시간, 6세는 9시간 30분 정도이다. 만약 이 시간만큼 충분히 자지 못하면 두뇌 발달이 저하되는 것은 물론, 몸이 비만해질 가능성이 상당히 크다.

뉴질랜드 오타고대학교 연구팀은 3~5세에 1시간을 더 잔 아이는 7세에 과체중이 될 위험이 61%가량 줄어든다고 보고했다. 독일에서도 7,000명의 아이들을 대상으로 잠자는 시간과 비만의 상관관계를 조사했는데, 잠자는 시간이 줄어들수록 비만도가 점점 높아지는 결과를 얻었다. 비만은 잠을 방해하는 원인이 되기도 해 '수면 부족 → 비만 → 수면 부족'의 악순환에 빠지게 된다.[29]

잠을 제대로 못 잘 경우 행동 장애가 나타날 수 있다는 연구 결과도 있다. 한 보고에 따르면 2세 아이들이 11시간 이상 잠을 자지 못하면 집중력이 떨어지는 것은 물론 과잉행

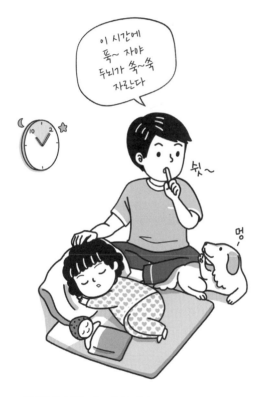

숙면을 유도하는 호르몬인 멜라토닌이 가장 많이 분비되는
밤 10시부터 새벽 2시 사이가 아이들이 잠자기에 가장 좋은 시간이다.

동을 보이고 분노, 발작, 신경질이 급증하는 것으로 나타났다. 초등학생 역시 하루에 7시간 이하로 자는 날이 2주 이상 지속되면 행동 장애가 나타나 전문의의 치료를 받아야 할 수 있다.[30]

문제는, 이러한 잘못된 수면 습관이 어른이 될 때까지 이어질 수 있으며, 이로 인해 두뇌의 능력이 저하될 수 있다는 점이다. 중국과 유럽의 연구진은 공동으로 불면증이 뇌신경 부위에 어떤 영향을 미치는지 조사하기 위해 불면증이 있는 사람 23명과 정상적으로 잠을 자는 30명의 두뇌 영상을 비교했다. 그 결과 불면증이 있는 사람들은 두뇌 백질에 이상이 생겼다는 점을 발견했다. 연구팀은 이러한 두뇌의 이상이 우울증, 불안 장애와 관련이 있는 것으로 분석하고 있다.

잠을 잘 자면
창의적 학습력이
좋아진다

창의성이 수면과 관련이 있다는 사실은 역사적으로도 증명되었다. 잠을 자는 동안 그동안 발현되지 않던 창의적인 생각이 떠오른 것이 대표적이다. 인류에게 감동적인 선율을 선사한 베토벤과 모차르트가 주인공이다. 이들의 공통점은 잠든 사이에 새로운 악상이 떠올라 명곡을 작곡했다는 점이다. 비틀스의 〈예스터데이〉라는 노래 역시 폴 매카트니가 꿈속에서 떠올린 선율이었다고 한다. 잠이 예술가들에게만 영감을 준 것은 아니다. 나폴레옹, 토머스 에디슨, 클린턴, 아인슈타인은 낮잠을 자는 습관이 있었고, 두뇌 연구에 대한 공로로 노벨 의학상을 받은 오토뢰비 박사는 실험의 핵심 과정을 자면서 연상했다고 한다. 이렇게 잠이 창의적인 생각을 하게 만드는 이유는 잠이 두뇌의 근본적인 기능과 연관되어 있기 때문이다.

우리가 무엇인가를 새롭게 배우면 그 내용이 고스란히 두뇌에 저장되지 않는다. 잠자는 동안 두뇌는 새로운 정보를 재구성하고 여기에 문제 해결 능력까지 더하는 식으로 기억을 관리한다. 즉 두뇌는 '배움 → 수면 → 학습' 과정을 매일 거치기 때문에 잠이 부족하면 제대로 된 학습 능력은 물론 창의성, 사물에 대한 인식과 처리 능력이 떨어질 수밖에 없다.

또한 잠자는 동안 두뇌는 서로 상관이 없는 듯 보이는 다양한 정보들의 연관성을 찾아 연결하면서 창의성을 높인다. 한마디로 잠을 자면서 두뇌는 융합과 연결을 이뤄내는 것이다. 이러한 '융합과 연결'은 창의성을 만들어내는 핵심 요소다. 이는 이미 실험을 통해서도 증명되었다.

독일 뤼백대학교의 얀 보른 박사는 8시간보다 적게 잔 학생들과 그렇지 않은 학생들의 수학 문제 풀이 능력을 비교했다. 그 결과 잠을 충분히 잔 학생들이 어려운 수학 문제를 풀 가능성이 3배나 높았다. 난해한 수학 문제는 단순한 기억으로는 풀지 못한다. 창의적인 문제 해결력이 없으면 답을 찾기가 쉽지 않다.

기업들 가운데 잠이 창의성에 긍정적인 영향을 미친다는 점을 인식하고 인력 경영에 활용하는 사례들도 있다. 창의적인 기업으로 알려진 구글과 나이키 등은 직원들에게 최고의 수면실을 제공하고 업무 시간에도 잠을 잘 수 있도록 배려한다. 이는 단순히 직원들의 피로를 풀어주어 업무 능력을 향상시키는 것을 넘어 직원 개개인의 창의성을 높이기 위한 전략적 운영 방침이기도 하다.

아이들의 수면 습관은 부모의 수면 습관에 영향을 받는다. 부모가 잠자리에 드는 시간이 늦으면 아이들도 덩달아 늦게 자는 경향이 있다. 부모가 야식을 즐긴다면 아이들도 야식을 먹길 원한다. 따라서 아이들이 제 시간에 잠들길 원한다면 부모가 먼저 규칙적인 시간에 잠자리에 드는 습관을 들여서 아이들이 자연스럽게 수면 습관을 고쳐나가도록 유도해야 한다.

잠을 방해하는
에너지 음료와
소아코골이

요즘 청소년들 사이에서 인기 있는 음료 중 하나가 에너지 음료다. 학업에 시달리는 아이들에게 에너지 음료만큼 잠을 쫓아주는 데 효과적인 음료도 없다. 하지만 순간적으로 정신을 바짝 차리게 만드는 에너지 음료에는 카페인이 다량 들어 있어서 청소년들의 두뇌 발달을 저해하는 것으로 밝혀졌다. 미국 식품의약국(FDA)은 2015년 5월 카페인 음료의 안전성에 대해 본격적으로 조사에 착수하겠다고 발표했으며, 미국 소아과학회는 FDA의 결과에 상관없이 '청소년에게는 어떤 종류든 절대 에너지 음료를 권해서도 안 되고 마셔서도 안 된다'고 공식적으로 권고했다. 이는 에너지 음료가 우리 아이들에게 얼마나 부정적인 영향을 미치는지를 알려준다.

에너지 음료는 항상성을 무너뜨린다

에너지 음료가 가져오는 부작용은 생각보다 심각하다. 전문가들은 "어린 시절에 카페인의 타격을 받은 뇌는 다시 회복되기 힘들다"고 말한다. 인체에는 자연치유력이 있어서 부정적인 요인이 제거되면 원래의 건강을 회복한다. 그러나 에너지 음료는 이러한 항상성을 무너뜨릴 정도로 영향력이 치명적이다.

에너지 음료가 이처럼 나쁜 영향을 주는 이유는 잠과 직접적인 관련이 있기 때문이다. 취리히대학교 아동병원의 레토 후베르 박사팀의 연구에 따르면, 일정량의 카페인을 섭취한 생쥐의 경우 숙면 시간이 비교적 짧은 것으로 드러났다. 숙면은 신경 발달과 긴밀한 연관이 있는데, 숙면 시간이 줄어들면 두뇌가 정상적으로 발달하지 않는다. 또 다른 연구 결과에 따르면 에너지 음료를 많이 마실수록 자극적인 것을 추구하는 경향이 커지며, 감정의 기복이 심하고, 우울증을 보이는가 하면, 어른이 되어서 향정신성 약물에 의존하는 비율도 높았다. 이런 부작용 때문에 세계 각국에서 청소년의 에너지 음료 섭취를 금지하는 정책을 펴는 것이다.[31]

소아코골이는 행동 장애나 학습 장애를 일으킬 수 있다

'소아코골이'도 잠을 방해하는 요인이다. 일부 부모들은 '아이들도 코를 고나?'라고 의아해하지만 의외로 많은 아이가 코골이로 고생하고 있다. 3~12세 아이들 중 10~25%의 아이들이 코골이를 하는 것으로 조사되었다. 소아코골이도 어른의 경우와 마찬가지로 숙면을 방해한다. 오랜 시간을 자도 개운하지 않고, 행동 장애나 학습 장애를 유발한다. 건국대학교 병원에서 초등 3학년생 299명을 대상으로 조사한 결과, 수면 장애가 있는 아이들은 자제력과 집중력이 모두 낮았다. 학업에서는 특히 사회 과목에서 점수 차이가 크게 났다.

소아코골이의 대표적인 원인은 알레르기 비염과 편도·아데노이드 비대이다. 입천장에 붙어 있는 편도, 혹은 목젖 뒤에 있는 아데노이드가 비대해지면서 잠을 잘 때 코를 골게 된다. 비만인 아이들도 코를 고는 경우가 많은데, 원인이 무엇이든 아이들의 두뇌 발달에 악영향을 미치는 것은 매한가지다. 그대로 방치하면 만성 축농증, 비염 등의 증상이 생기고 수면무호흡증이 유발될 수도 있다. 이 역시 집중력 및 학습력을 저하하고, 성장하면서 고혈압이나 심혈관계 질환의 합병증을 야기할 수 있다. 수면 중 코로 숨쉬는 것이 어려워 입을 벌리고 자면 각종 바이러스에 감염될 우려도 크다.

비대해진 아데노이드는 수술로 크기를 줄일 수도 있지만 외과적인 수술보다는 낮은 베개를 사용한다든지, 비만이라면 체중을 감량하는 것이 우선돼야 한다. 그밖에 잠자는 동안 코콜이 방지 밴드나 코골이용 마스크 형태의 양압기를 착용해 기도를 확보하는 것도 도움이 된다.

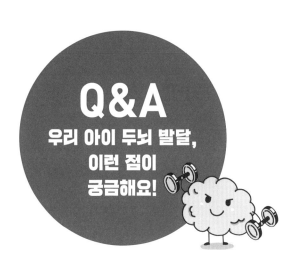

Q&A
**우리 아이 두뇌 발달,
이런 점이
궁금해요!**

Q 아이가 스마트폰을 가지고 노는 것을 너무 좋아하는데, 스마트폰이 아이의 두뇌 발달에 방해가 될까요?

A 전문가들은 스마트폰 중독이 아이들에게 나쁜 영향을 미친다고 말한다. 두뇌는 성장 단계마다 집중적으로 발달하는 영역이 따로 있다. 그런데 스마트폰은 일방적으로 영상을 받아들이는 영역만 강화시킨다. 그 결과 두뇌는 균형을 잃고 특정 영역의 활동이 정지되고 만다.

특히 스마트폰은 감정을 담당하는 두뇌의 영역을 '붕괴'라고 표현할 정도로 피폐하게 만든다. 그러면 타인의 감정을 읽는 능력이 발달하지 못해 의사소통 능력이 떨어지고, 자신의 감정도 조절하지 못하게 된다. 지금 스마트폰에 중독된 아이들이 어른이 되면 패륜범죄나 묻지마범죄가 훨씬 더

증가할 것이라고 진단하는 전문가들이 있을 정도로 스마트폰 중독은 위험성이 크다.[32)]

Q 스마트폰이 나쁘다는 것은 알지만, 아이가 너무 심심해할 때 잠깐씩 주는 건 도움이 되지 않을까요?

A 아이들이 심심해하는 모습이 안쓰러워 스마트폰을 허락하는 부모들이 꽤 많다. 하지만 아이들에게 심심함은 결코 나쁜 것이 아니다. 아이들은 심심하면 오히려 즐거움을 느낄 수 있는 놀이를 적극적으로 찾는 노력을 한다. 따라서 아이들이 심심해한다면 차라리 그대로 두는 것이 스마트폰을 쥐어주는 것보다 낫다. 아이들이 놀 거리를 찾는 과정에서 두뇌의 각 영역이 골고루 발달한다. 무조건 스마트폰과의 접촉을 최소화하는 것이 아이들의 두뇌 발달에 좋다.

Q 머리가 좋아진다는 약, 정말 믿을 만할까요?

A 단적으로 말하면, 머리가 좋아지는 약은 없다. 흔히 '○○탕'이라고 불리는 한약 역시 건망증 개선이나 피

로 해소, 면역력 향상에 다소 도움은 되지만, 그 자체로 지능을 높이지는 않는다. 일부에서는 ADHD 치료제를 '머리 좋아지는 약'으로 알고 있는데, 이 정보도 의학적으로 논란이 있다.

'머리 좋아지는 약'으로 소문난 약들은 대개 특정 약물이 높은 농도로 투여되어 있어서 아이들의 건강에 오히려 유해할 수 있다. 그런 약은 특별히 주의를 기울여야 하며, 과장광고에 현혹되어서도 안 된다.

Q 철분을 많이 먹으면 머리가 똑똑해진다는 속설이 있는데, 맞는 이야기인가요?

A 피를 만들고 뼈로 간다고 알려져 있는 철분이 머리를 똑똑하게 하는 데 효과가 있다는 말이 있는데, 이러한 속설은 과거 못살던 시절에 영양 섭취가 충분하지 못해서 생긴 낭설이다. 물론 우리 몸에 철분이 필요한 것은 맞지만 철분을 많이 먹으면 두뇌가 발달한다는 것은 과장된 말이다. 철분이 조혈을 도와 뇌로 가는 혈액에 산소를 원활하게 전달할 수는 있지만, 혈류가 두뇌를 직접적으로 발달시키지는 않기 때문이다. 아직도 간혹 약국에서 약사가 머리가 좋아진다며 철분제를 부모들에게 권하는 일이 있지만, 철분을

많이 먹었을 때 두뇌가 좋아진다는 연구 결과는 없다는 사실을 기억하고 현명히 판단해야 한다.[33]

Q 머리는 좋은데 집중력과 끈기가 부족한 아이에게 도움이 되는 운동은 무엇인가요?

A 가장 쉬운 운동은 공놀이와 눈 운동이다. 벽에 공을 던진 후 튕겨진 공을 다시 잡는 것을 반복하는 행동은 시각뿐만 아니라 청각, 촉각까지 집중하게 하고 민첩하게 반응하게 한다. 그러면 두뇌의 전두엽이 자극되고 우뇌의 기능이 향상되어 집중력이 좋아진다.

눈 운동도 집중력 향상에 도움이 되는 간단한 놀이다. 직사각형의 긴 종이에 칸을 나눈 후 아이의 눈높이에서 종이를 천천히 상하좌우로 움직이면서 눈을 움직이게 한다. 만약 종이가 없으면 손가락으로 해도 상관없다. 아이의 눈높이에서 손가락을 보여주고 상하좌우로 움직이면서 눈으로 좇도록 한다. 이러한 운동을 꾸준히 하면 두뇌의 기능이 전반적으로 향상되면서 집중력이 강화된다. 아이의 눈동자가 손가락을 좇는 속도가 느리다면 아이의 속도에 맞춰 천천히 움직이면서 차츰 다양한 방향으로 유도한다.[34]

참고 문헌(본문 인용 도서)

1   서울대학교병원 신체기관정보

2   서유현, 뇌 발달 단계에 따른 학습법, 〈월간 뇌〉, 2003년 23월호

3   채윤정, 늦었다고 여길 때가 가장 빠른 때, 〈한겨레21〉, 2007년 10월 5일

4   허설희, 영재발굴단 PD· 제작진도 부모, 다른 눈으로 봤죠, 마이데일리,
    2016년 3월 3일

5   김서경, '질풍노도' 사춘기, 성장 중인 뇌가 겪는 변화, 사이언스올, 2013년
    11월 1일

6   감일근, 불안하고 고뇌하는 청소년 두뇌의 비밀 5가지, CBS, 2012년
    7월 9일

7   장형우, 부모 잔소리 들을 때 청소년의 뇌는 멈춘다, 서울신문, 2015년
    2월 23일

8   차의영, 어린이 두뇌, 배경소음에 피해 커 ⋯ TV· 장난감 소음도 뇌 발달에 지장,
    뉴시스, 2016년 2월 14일

9   이기수, 환경호르몬 프탈레이트, 어린이 두뇌 발달에 악영향 ADHD 촉진한다,
    국민일보, 2014년 11월 26일

10 전도근 · 조효연, 〈우리 아이 편식이 달라졌어요〉, 교육과학사, 2010년 7월

11 장원웅, 아이의 식탁을 보면 두뇌 발달이 보인다, 〈베이비뉴스〉, 2014년
    1월 16일

12 이의철, 탄수화물, 좋은 것과 나쁜 것, 〈매거진캐스트〉, 2014년 2월호

13 박혜선, 성장기 어린이 두뇌 발달에 좋은 식품 3, 하이닥뉴스, 2015년
    5월 12일

14 조병제, 낮엔 탄수화물 저녁엔 단백질, 김해신문, 2016년 4월 6일

15 경희 바로커 한의원 홈페이지 http://www.khbaroker.com/

16 노정연, 우리 아이 두뇌 건강을 위한 좋은 음식 가이드라인, 〈레이디경향〉,
    2009년 7월호

17 운동할수록 두뇌 발달⋯학습 능력 높아진다, MBC 뉴스, 2011년
    7월 26일

18 박주호, 두뇌 발달 위해선 공부보단 운동이 우선, 쿠키뉴스, 2012년 12월 26일

19 박주호, 두뇌 발달 위해선 공부보단 운동이 우선, 쿠키뉴스, 2012년 12월 26일

20 몸과 두뇌를 발달시키는 근력운동의 놀라운 힘!, 〈맘&앙팡〉, 2014년 2월호

21 권병준, 즐겁게 잘 놀아야 뇌 발달에도 좋아요, 중앙일보, 2011년 5월 2일

22 서울대 어린이병원 소아정신과, 아이들세상의원/베이비센터 김영훈(가톨릭대학교 의정부성모병원 병원장)

23 권병준, 즐겁게 잘 놀아야 뇌 발달에도 좋아요, 중앙일보, 2011년 5월 2일

24 김진경, 창의성 쑥쑥-신체운동, 동아일보, 2005년 5월 19일

25 김준래, 운동을 하면 창의력이 쑥쑥!, 〈더사이언스타임즈〉, 2011년 7월 19일

26 윤관동, 잠을 잘 자는 어린이, 두뇌 발달에 좋다, 〈월간 뇌과학〉, 2012년 4월호

27 나카이 다카요시, 《잠자기 전 5분》, 전나무숲, 2008년

28 아이의 밤은 낮보다 중요하다, 〈맘&앙팡〉, 2011년 3월호

29 한진규, 잘 자면 어린이 두뇌 발달에 좋아, 〈헬스조선〉, 2011년 12월 23일

30 윤관동, 잠을 잘 자는 어린이, 두뇌 발달에 좋다, 〈월간 뇌과학〉, 2012년 4월호

31 김형근, 에너지 음료가 두뇌 발달 막는다, 더사이언스타임, 2014년 4월 30일

32 스마트폰에 빠진 유아어린이, 뇌 발달 늦어진다, 중앙일보, 2013년 1월 7일

33 속설의 진실-철분을 많이 먹으면 우리 아이 머리가 똑똑해진다?, 노컷 TV

34 이유주, 하루 10분이면 OK 집중력 높이는 운동법, 〈베이비뉴스〉, 2015년 8월 19일

우리 아이 두뇌 발달, 부모에게 달려 있다

초판 1쇄 인쇄 2020년 7월 13일
초판 1쇄 발행 2020년 7월 20일

지은이 전나무숲 편집부
펴낸이 강효림

편집 곽도경
디자인 채지연
일러스트 주영란
마케팅 김용우

용지 한서지업(주)
인쇄 한영문화사

펴낸곳 도서출판 전나무숲 檜林
출판등록 1994년 7월 15일 · 제10−1008호
주소 03961 서울시 마포구 방울내로 75, 2층
전화 02−322−7128
팩스 02−325−0944
홈페이지 www.firforest.co.kr
이메일 forest@firforest.co.kr

ISBN 979−11−88544−51−6 (14510)
        979−11−88544−42−4 (세트)